LA DIETA ANTINFIAMMATORIA: UN PERCORSO DI SALUTE SPERIMENTATO

TROVA IL BENESSERE OTTIMALE E RAFFORZA IL TUO SISTEMA IMMUNITARIO CON RICETTE PRATICHE E CONSIGLI EFFICACI

Franco Barbieri

Premessa

PREMESSA

Cari lettori,

prima di iniziare questo viaggio attraverso la dieta antinfiammatoria, desidero condividere con voi alcune parole importanti. Iniziamo con una premessa fondamentale: non sono un medico, un nutrizionista o un esperto qualificato in campo medico. Tuttavia, ho attraversato personalmente una serie di sfide legate alla salute e al benessere, sia per me stesso che per i miei cari. Questo mi ha portato a intraprendere un percorso di ricerca e scoperta nel vasto mondo della nutrizione e della dieta antinfiammatoria.

Durante questo cammino, ho consultato numerosi professionisti della salute, tra cui nutrizionisti, gastroenterologi e esperti in dietetica. Ho partecipato a webinar, workshop e conferenze tenute da autorevoli studiosi nel campo della nutrizione e della medicina. Inoltre, ho dedicato tempo a leggere riviste scientifiche e articoli di autori riconosciuti come alcune delle menti più brillanti nel campo della dieta antinfiammatoria, tra cui il dottor Andrew Weil, il dottor Mark Hyman e il dottor Michael Greger.

Come molte persone, ho sperimentato diverse diete nel corso degli anni, cercando di trovare il giusto equilibrio tra ciò che metto nel mio piatto e il benessere del mio corpo. Ho scoperto che il cibo può essere una delle chiavi per una vita più sana e più appagante.

Questo libro non ha la presunzione di offrire una soluzione miracolosa a tutti i vostri problemi di salute. Tuttavia, desidero condividerlo con voi perché credo fermamente che mangiare bene sia fondamentale per vivere una vita piena, energica e priva di infiammazioni croniche.

Nelle pagine che seguono, vi condurrò attraverso un viaggio alla scoperta della dieta antinfiammatoria. Condividerò con voi le conoscenze che ho acquisito e le esperienze che ho vissuto. Presenterò ricette che ho personalmente provato e trovato altamente benefiche per il mio benessere.

Vi invito a leggere con mente aperta, a porvi domande e ad adottare un approccio critico nei confronti delle informazioni che troverete in queste pagine. La vostra salute è un tesoro inestimabile, e il primo passo per prendersene cura è l'istruzione.

Vi garantisco che questo libro offre spunti preziosi per un percorso verso una vita priva di infiammazioni, ma la responsabilità di mettere in pratica queste conoscenze spetta a voi. La vostra salute è un viaggio personale, e questo libro è una mappa che vi guiderà nella giusta direzione.

Vi auguro un viaggio di scoperta e trasformazione emozionante attraverso il mondo della dieta antinfiammatoria. È un percorso che ho intrapreso con impegno e passione, e spero sinceramente che possa essere fonte di ispirazione per il vostro viaggio verso una vita più sana e vibrante.

A voi, alla vostra salute e al vostro benessere!

Con gratitudine,

Franco Barbieri

CAPITOLO 1. ANTINFIAMMAZIONE: GUIDA INTRODUTTIVA

Siete pronti a intraprendere un viaggio verso una vita più sana, piena di energia e benessere? Benvenuti in questa guida introduttiva alla dieta antinfiammatoria, un cammino affascinante alla scoperta di come la nostra alimentazione possa non solo influire sulla nostra salute fisica, ma anche sul nostro stato mentale e il nostro benessere generale.

Nella frenesia della vita moderna, spesso ci troviamo a fare scelte alimentari che possono avere un impatto negativo sulla nostra salute. La dieta antinfiammatoria offre un nuovo inizio, un'opportunità di riscoprire il potere dei cibi che possono aiutarci a combattere l'infiammazione nel nostro corpo. Ma cos'è esattamente l'infiammazione e perché dovremmo preoccuparcene?

L'Infiammazione: un nemico silenzioso

L'infiammazione è una risposta naturale del corpo a lesioni o infezioni. Quando una parte del nostro corpo è danneggiata, il nostro sistema immunitario entra in azione per riparare i tessuti e combattere eventuali agenti patogeni. Questo processo è fondamentale per la nostra sopravvivenza e per la guarigione, ma può diventare problematico quando diventa cronico.

L'infiammazione cronica è come un fuoco che brucia lentamente all'interno del nostro corpo, danneggiando i tessuti e indebolendo il nostro sistema immunitario. Con il passare del tempo, questa condizione può contribuire allo sviluppo di una serie di problemi di salute, tra cui malattie cardiovascolari, diabete, artrite e molto altro.

Nella nostra guida, esploreremo come una dieta mirata possa essere una delle armi più potenti nella lotta contro l'infiammazione cronica. Vi condurrò attraverso i principi fondamentali della dieta antinfiammatoria, mostrandovi come fare scelte alimentari intelligenti che possono ridurre l'infiammazione e migliorare la vostra salute complessiva.

Cosa troverete in questo libro

Nei capitoli successivi, impareremo come una mente sana contribuisca a un corpo sano e scopriremo come massimizzare il potenziale della nostra alimentazione. Vi guiderò nella scelta tra amici e nemici della nostra tavola, fornendovi consigli pratici per iniziare il vostro percorso verso un benessere migliorato.

Sono entusiasta di accompagnarvi in questo viaggio e condividere con voi le conoscenze e le strategie che vi aiuteranno a raggiungere i vostri obiettivi di salute e benessere. Nel prossimo capitolo, esploreremo il legame tra dieta e malattie, scoprendo come le vostre scelte alimentari influenzino la vostra salute generale.

Buon viaggio, e che la vostra strada verso il benessere inizi oggi!

CAPITOLO 2. MALATTIE E NUTRIZIONE: SCOPRIAMO IL LEGAME

Benvenuti nel secondo capitolo del nostro viaggio alla scoperta della dieta antinfiammatoria. In questo capitolo esploreremo più a fondo il legame tra la nostra alimentazione e le malattie croniche, concentrandoci anche sulle malattie gastrointestinali e il cancro. Spiegheremo come ciò che mangiamo può influenzare la nostra salute a livello cellulare e predisporci a diverse condizioni patologiche.

Una panoramica sulle Malattie Croniche

Le malattie croniche, come il diabete, le malattie cardiovascolari, l'artrite reumatoide, il cancro e molte altre, rappresentano un'enorme sfida per la nostra salute e il nostro sistema sanitario. Sono condizioni che tendono a svilupparsi lentamente nel tempo e possono durare per lunghi periodi, influenzando significativamente la qualità della vita.

L'origine di molte di queste malattie è multifattoriale, con la genetica che gioca un ruolo importante, ma l'ambiente e lo stile di vita svolgono anch'essi un ruolo fondamentale. Tra gli elementi chiave che possono contribuire allo sviluppo di malattie croniche c'è senza dubbio una dieta scorretta.

Gli alimenti che consumiamo possono influenzare, infatti, in modo significativo il nostro rischio di sviluppare malattie croniche. Ad esempio, un'elevata assunzione di grassi saturi (come il burro, la manteca di maiale o il formaggio a pasta dura) e zuccheri aggiunti (tra i quali il saccarosio e lo sciroppo di mais) è stata associata a un aumento del rischio di malattie cardiovascolari, diabete di tipo 2, malattie gastrointestinali e cancro. Al contrario, una dieta ricca di frutta, verdura, cereali integrali e proteine magre può ridurre il rischio di molte malattie croniche.

L'Infiammazione e le Malattie Gastrointestinali

Le malattie gastrointestinali, come il morbo di Crohn e la colite ulcerosa, sono caratterizzate da un'infiammazione cronica dell'apparato digerente. L'alimentazione svolge un ruolo cruciale nel gestire queste condizioni. Alcuni alimenti possono scatenare un'infiammazione acuta o esacerbare i sintomi, mentre altri possono avere effetti anti-infiammatori e contribuire al controllo della malattia.

Ippocrate diceva: *"Fa che il Cibo sia la tua Medicina e la tua Medicina sia il Cibo"* ed io, dopo la mia esperienza, ho rielaborato questa frase nel seguente modo: *"Ciò che mangiamo è la nostra medicina, ma può anche essere il nostro veleno!"*

Ritengo infatti che questo concetto sia fondamentale per comprendere il legame tra alimentazione e malattie. Una dieta antinfiammatoria può svolgere un ruolo cruciale nel gestire queste patologie, aiutando a ridurre l'infiammazione e a migliorare la qualità della vita dei pazienti.

Il Ruolo dell'Alimentazione nella Prevenzione del Cancro

Numerosi studi scientifici hanno dimostrato che la dieta può influenzare il rischio di sviluppare il cancro. Alcuni alimenti contengono composti bioattivi, come antiossidanti, vitamine e minerali, che possono contribuire a proteggere le cellule dal danno causato dai radicali liberi e ridurre l'infiammazione, due fattori associati all'insorgenza del cancro. Alcuni esempi di alimenti che possono contribuire alla prevenzione del cancro includono:

1. Frutta e Verdura: questi alimenti sono ricchi di antiossidanti, come le vitamine C ed E, il beta-carotene e il licopene, che possono aiutare a neutralizzare i radicali liberi. Le fibre presenti nelle verdure possono anche favorire una buona salute intestinale.

2. Alimenti Integrali: cereali integrali, come il pane integrale, il riso integrale e l'avena, sono ricchi di fibre e contengono nutrienti che possono contribuire a mantenere una buona salute intestinale e a ridurre il rischio di alcuni tipi di cancro.

3. Pesce Ricco di Omega-3: il pesce, in particolare le varietà ricche di acidi grassi omega-3, come il salmone, le sardine e il tonno, possono avere effetti anti-infiammatori e proteggere contro il cancro.

4. Tè Verde: il tè verde è noto per contenere composti come le catechine, che possono avere proprietà antiossidanti e anti-infiammatorie. Queste sostanze possono contribuire alla prevenzione del cancro.

D'altra parte, alcuni alimenti e comportamenti alimentari possono aumentare il rischio di cancro. Ad esempio, il consumo eccessivo di carne rossa e di alimenti ad alto contenuto calorico può essere associato a un aumento del rischio di alcune forme di cancro, come il cancro del colon-retto e il cancro al seno. Anche il consumo di alcol e il fumo possono aumentare il rischio di sviluppare il cancro.

È importante sottolineare che la dieta da sola non è l'unico fattore che influisce sul rischio di cancro. Fattori come la genetica, lo stile di vita complessivo e l'ambiente giocano un ruolo importante. Tuttavia, fare scelte alimentari consapevoli può contribuire significativamente a ridurre questo rischio e a promuovere una buona salute generale.

Un approccio promettente alla prevenzione

Come abbiamo visto, il legame tra alimentazione e malattie croniche è indiscutibile. La buona notizia è che possiamo prendere il controllo delle nostre scelte alimentari e ridurre il rischio di sviluppare queste condizioni. La dieta antinfiammatoria è uno strumento potente che ci mette sulla strada giusta verso una migliore salute.

La dieta antinfiammatoria difatti agisce principalmente riducendo l'infiammazione cronica nel corpo attraverso la scelta di alimenti che possono contribuire a equilibrare le risposte infiammatorie e anti-infiammatorie del sistema immunitario. Ecco come funziona e quanto tempo potrebbe essere necessario per vedere i benefici:

1. Riduzione dell'Infiammazione: una dieta antinfiammatoria si concentra su alimenti noti per le loro proprietà anti-infiammatorie, come frutta, verdura, pesce ricco di omega-3, noci,

semi, e spezie come la curcuma. Questi alimenti contengono antiossidanti, acidi grassi omega-3 e altri nutrienti che possono aiutare a ridurre l'infiammazione nel corpo.

2. Gestione dell'equilibrio Omega-3 e Omega-6: una dieta occidentale tipica è spesso caratterizzata da un eccesso di acidi grassi omega-6 rispetto agli omega-3, il che può promuovere l'infiammazione. La dieta antinfiammatoria mira a ristabilire un rapporto più equilibrato tra questi due tipi di acidi grassi, contribuendo a ridurre l'infiammazione.

3. Riduzione degli alimenti Proinfiammatori: questa dieta promuove anche la riduzione degli alimenti noti per essere proinfiammatori, come gli zuccheri aggiunti, gli oli vegetali raffinati (ad esempio l'olio di mais e l'olio di soia), i cibi altamente processati e le carni rosse non magre.

4. Modifica del Microbiota Intestinale: la dieta può influenzare positivamente il microbiota intestinale (cioè l'insieme dei microrganismi – in genere batteri – che vivono nel nostro intestino e assicurano numerose funzioni vitali) che svolge un ruolo chiave nella regolazione dell'infiammazione. Alcuni alimenti antinfiammatori possono promuovere la crescita di batteri benefici nell'intestino, regolando così non solo la funzione intestinale, ma producendo quelle vitamine e quegli acidi grassi essenziali per la nostra salute. Inoltre una flora batterica in "perfetta forma" elimina le scorie e le sostanze dannose presenti nel nostro organismo, e assicura un ottimo funzionamento del

nostro sistema immunitario: non a caso, l'80% delle cellule immunitarie risiedono proprio nel nostro intestino.

5. Effetti a lungo termine: i benefici di una dieta antinfiammatoria possono variare da persona a persona. Alcune persone possono notare miglioramenti nell'infiammazione e nella salute generale dopo poche settimane o mesi di adozione di questa dieta, mentre altri potrebbero richiedere più tempo. È importante notare che una dieta antinfiammatoria è più efficace se adottata come parte di uno stile di vita complessivo sano, che includa anche attività fisica regolare e gestione dello stress.

6. Monitoraggio Medico: se stai cercando di utilizzare la dieta antinfiammatoria per affrontare specifici problemi di salute o condizioni infiammatorie, è fondamentale lavorare a stretto contatto con un professionista della salute, come un dietologo o un medico. Possono valutare la tua situazione specifica e fornirti consigli personalizzati sulla dieta e sul monitoraggio dei progressi. È importante tener conto dalla condizione del nostro organismo, diffidando dalle diete e dalle proposte uniformanti, perché ognuno di noi è un mondo a sé e quindi anche le diete devono essere personalizzate (non solo le cure mediche), considerando soprattutto la nostra condizione di salute di partenza.

In sintesi, la dieta antinfiammatoria può iniziare a produrre benefici nell'infiammazione e nella salute generale in un periodo di tempo variabile, ma è importante adottarla come parte di uno stile di vita complessivo sano e monitorare attentamente i progressi con il supporto di un professionista della salute.

Nel prossimo capitolo, esploreremo come una mente sana contribuisca a un corpo sano e vedremo come massimizzare il potenziale della nostra alimentazione. Scopriremo, inoltre, come fare scelte alimentari più sagge e come prepararci al successo a lungo termine nella nostra ricerca di benessere.

CAPITOLO 3. MENTE SANA, CORPO SANO: ENERGIA E BENESSERE

In questo capitolo approfondiremo il legame intrinseco tra la nostra alimentazione e il benessere della mente. Esploreremo come le nostre scelte alimentari possano influenzare non solo la nostra salute fisica, ma anche il nostro stato d'animo, la nostra energia e la nostra capacità di affrontare lo stress quotidiano.

Con semplicità vi voglio illustrare la potenza dell'alimentazione attraverso due scenari opposti, entrambi basati su esperienze reali. Il primo è un pasto ricco di cibi altamente processati, zuccheri raffinati e grassi saturi; il secondo è un pasto equilibrato e ricco di cibi antinfiammatori.

Scenario 1: un pasto ad alto contenuto di zuccheri e grassi saturi

Immaginate di iniziare la vostra giornata con una grande fetta di torta al cioccolato e una tazza di caffè dolcificato con zucchero. Questo picco di zuccheri nel vostro sangue potrebbe darvi un temporaneo slancio di energia, ma ben presto arriverà il crollo. Inizierete a sentirvi stanchi, irritabili e incapaci di concentrarvi. Il vostro umore potrebbe oscillare da euforia a irritabilità, creando un ciclo di alti e bassi che mette a dura prova la vostra salute mentale.

Scenario 2: un pasto equilibrato antinfiammatorio

Ora, immaginate di iniziare la giornata con una colazione equilibrata a base di frutta fresca, yogurt greco e noci. Questo pasto fornisce una combinazione di fibre, proteine e grassi sani che rilasciano gradualmente l'energia nel vostro corpo. Vi sentirete soddisfatti e pieni di energia per affrontare la giornata. La vostra mente sarà chiara e concentrata, e il vostro umore rimarrà stabile.

Il legame tra Alimentazione e stress: nutrire il corpo e la mente

Oltre agli effetti sull'umore e sull'energia, l'alimentazione gioca un ruolo significativo nella gestione dello stress quotidiano. Immaginate di fare affidamento su cibi ricchi di caffeina e zuccheri quando siete stressati. Inizialmente, potrebbero sembrare un rimedio rapido per affrontare le sfide della giornata, ma questa strategia spesso porta a un ciclo di stress eccessivo, con picchi di adrenalina seguiti da crolli di energia. Il risultato può essere una sensazione di nervosismo costante, affaticamento cronico e un'incapacità di gestire lo stress in modo sano.

La buona notizia è che una dieta antinfiammatoria, ricca di nutrienti come il magnesio, gli antiossidanti e i grassi sani, può svolgere un ruolo chiave nel supportare la vostra capacità di affrontare lo stress in modo più efficace. Ecco come funziona in sintesi:

1. *Calma il Sistema Nervoso*: alcuni nutrienti, come il magnesio e gli acidi grassi omega-3 presenti in alimenti come le noci, i semi e il pesce, sono noti per avere effetti calmanti sul sistema nervoso. Questi nutrienti possono ridurre l'attivazione eccessiva della risposta allo stress nel corpo, contribuendo a ridurre la sensazione di ansia e nervosismo.

2. *Promuove la stabilità dell'umore*: una dieta ricca di cibi antinfiammatori fornisce al cervello i nutrienti necessari per la produzione di neurotrasmettitori come la serotonina, noti per influenzare positivamente l'umore. Questo può aiutare a mantenere l'equilibrio emotivo anche in situazioni stressanti.

3. Riduce l'infiammazione cronica: l'infiammazione cronica è stata associata a livelli più elevati di stress e depressione. La dieta antinfiammatoria mira a ridurre l'infiammazione nel corpo attraverso la scelta di alimenti che possono contribuire a equilibrare le risposte infiammatorie e anti-infiammatorie del sistema immunitario.

La salute mentale è altrettanto cruciale quanto la salute fisica, e spesso queste due dimensioni sono strettamente interconnesse. Scegliere consapevolmente cibi antinfiammatori può contribuire a mantenere la vostra mente in equilibrio, sostenendo una salute mentale ottimale e aiutandovi a gestire lo stress in modo più efficace.

Nel prossimo capitolo, esploreremo come massimizzare il potenziale della vostra alimentazione, facendo scelte consapevoli che porteranno al benessere a lungo termine. Inizieremo a esaminare le scelte alimentari, i cibi alleati e nemici, e le strategie pratiche per incorporare la dieta antinfiammatoria nella vostra vita quotidiana.

CAPITOLO 4. MASSIMIZZARE IL POTENZIALE CON L'ALIMENTAZIONE

Nel cuore della nostra esplorazione della dieta antinfiammatoria, giungiamo al quarto capitolo: "Massimizzare il Potenziale con l'Alimentazione." In esso scopriremo come l'alimentazione possa influenzare in modo sostanziale la nostra attività fisica e come l'infiammazione cronica possa invece portare a un calo delle prestazioni. Imparerete a fare scelte alimentari sagge e consapevoli per massimizzare il vostro benessere, la vostra energia e il vostro rendimento fisico.

Alimentazione per massimizzare le prestazioni fisiche

L'attività fisica è un pilastro fondamentale della nostra salute e del nostro benessere. Che siate atleti professionisti, appassionati di fitness o semplicemente amanti dell'attività fisica, la vostra dieta può avere un impatto significativo sul vostro rendimento. Ma come l'alimentazione può migliorare la vostra attività fisica?

Vediamolo in due semplici passaggi:

1) I carboidrati complessi, come quelli presenti in cereali integrali, legumi e verdure, forniscono una fonte di energia a rilascio graduale, essenziale per sostenere l'attività fisica prolungata. Mantenere una buona quantità di carboidrati nella vostra dieta antinfiammatoria può aiutarvi a mantenere la vostra resistenza durante gli allenamenti e le competizioni.

2) Le proteine sono fondamentali per il recupero muscolare e la crescita. Includere fonti di proteine magre, come il

pesce, il pollo, il tofu e le leguminose, vi aiuterà a recuperare dopo l'allenamento e a sviluppare la massa muscolare necessaria per prestazioni di alto livello.

Antiossidanti per la guarigione e la riduzione dell'infiammazione

Dopo un allenamento intenso o qualsiasi attività fisica che solleciti i muscoli, è comune che il nostro corpo subisca microlesioni nei tessuti muscolari. Queste microlesioni, sebbene parte del processo di costruzione muscolare, possono comportare dolore e disagio temporanei. È in questi momenti che gli antiossidanti giocano un ruolo essenziale nel promuovere la guarigione e la riduzione dell'infiammazione.

Gli antiossidanti sono molecole bioattive presenti in molti alimenti, in particolare nelle bacche, nelle verdure a foglia verde, nei frutti a guscio e in altri alimenti vegetali. Il loro nome deriva dalla loro capacità di "neutralizzare" i radicali liberi, molecole altamente reattive che possono danneggiare le cellule del nostro corpo, compresi i tessuti muscolari.

Ecco come gli antiossidanti aiutano in questo contesto:

1. *Riduzione dell'infiammazione*: dopo un allenamento intenso, il corpo può sperimentare un aumento temporaneo dell'infiammazione. Questo è parte del normale processo di riparazione dei tessuti. Tuttavia, un'infiammazione eccessiva o prolungata può portare a disagio e ritardare la guarigione. Gli antiossidanti aiutano a mitigare quest'infiammazione e a ridurne l'intensità, contribuendo a un recupero più rapido e confortevole.

2. *Protezione delle cellule muscolari*: i radicali liberi possono danneggiare le cellule muscolari durante e dopo l'allenamento. Questo può portare a una maggiore sensazione di dolore e a un aumento del tempo necessario per la guarigione. Gli antiossidanti contrastano questi danni proteggendo le cellule muscolari e contribuendo a mantenere il tessuto muscolare in uno stato ottimale.

3. *Miglioramento del flusso sanguigno*: gli antiossidanti possono anche svolgere un ruolo nella promozione del flusso sanguigno, garantendo che nutrienti e ossigeno raggiungano efficacemente i tessuti muscolari danneggiati. Ciò è fondamentale per una guarigione rapida e completa.

Incorporare alimenti ricchi di antiossidanti nella vostra dieta post-allenamento può quindi favorire la riduzione dell'infiammazione, la guarigione muscolare più rapida e un recupero complessivo più agevole. Frutti come le fragole, i mirtilli e le ciliegie, insieme a verdure come gli spinaci e le noci, possono essere eccellenti fonti di antiossidanti da includere nel vostro piano alimentare dopo l'attività fisica.

Gli Effetti Negativi dell'Infiammazione Cronica

D'altra parte, l'infiammazione cronica nel corpo può portare a un calo delle prestazioni fisiche. L'infiammazione costante può causare affaticamento muscolare, dolore articolare e una maggiore suscettibilità alle lesioni. Una dieta antinfiammatoria mira a ridurre l'infiammazione cronica, consentendo al corpo di funzionare al massimo.

Del resto, sono tanti gli specialisti della nutrizione e dello sport che non hanno dubbi sul legame alimentazione-prestazioni sportive. Fonti autorevoli come, ad esempio, l'American College of Sports Medicine e l'International Society of Sports Nutrition riconoscono l'importanza dell'alimentazione nell'ottimizzazione delle prestazioni fisiche. Queste organizzazioni sottolineano l'importanza dei nutrienti chiave come i carboidrati, le proteine e gli antiossidanti, nell'apportare miglioramenti significativi nella resistenza, nella forza e nella capacità di recupero.

L'ACSM e l'ISSN sono rinomate organizzazioni che pubblicano linee guida e posizioni basate su ampie ricerche scientifiche. Ad esempio, l'ACSM spesso pubblica raccomandazioni sull'alimentazione, l'esercizio fisico e le prestazioni sportive attraverso libri, articoli scientifici e risorse educative.

Potete trovare informazioni dettagliate sulle posizioni ufficiali dell'ACSM e dell'ISSN visitando i loro siti web ufficiali (https://www.acsm.org/ e https://www.sportsnutritionsociety.org/) o accedendo a pubblicazioni scientifiche peer-reviewed. Alcuni esempi di articoli di riferimento potrebbero includere pubblicazioni come *"Medicine & Science in Sports & Exercise"*, *"Journal of the International Society of Sports Nutrition"* e pubblicazioni simili.

Conclusioni

In questo capitolo abbiamo esplorato come la vostra dieta possa essere un alleato prezioso per massimizzare il vostro successo nelle attività fisiche. Imparando a fare scelte alimentari sagge, potete migliorare la vostra resistenza, la vostra forza e la vostra capacità di recupero. Allo stesso tempo, una dieta antinfiammatoria riduce l'infiammazione cronica nel corpo, contribuendo a mantenere le prestazioni fisiche al massimo.

Nel prossimo capitolo, esamineremo nello specifico gli amici e i nemici che incontrerete a tavola mentre perseguite la vostra dieta antinfiammatoria.

CAPITOLO 5. AMICI E NEMICI A TAVOLA: SCELTE ANTINFIAMMATORIE

Siamo ad un punto cruciale del nostro cammino: adesso vedremo nel dettaglio quali cibi possono essere i vostri alleati nella lotta contro l'infiammazione e quali dovreste evitare o consumare con parsimonia. La vostra alimentazione gioca un ruolo cruciale nel determinare il livello di infiammazione nel vostro corpo, e vorrei aiutarvi a fare le scelte migliori.

Alleati Antinfiammatori

Iniziamo con gli alleati, quei cibi cioè che possono aiutarvi a ridurre l'infiammazione nel vostro corpo e migliorare la vostra salute generale. Ecco un elenco dei miei preferiti:

1. *Frutti di bosco*: fragole, mirtilli, lamponi e more sono carichi di antiossidanti che aiutano a combattere l'infiammazione.

2. *Pesci grassi*: salmone, sgombro e sardine sono ricchi di acidi grassi omega-3, noti per le loro proprietà antinfiammatorie.

3. *Verdure a foglia verde*: spinaci, cavolo riccio e bietole sono ricchi di vitamine e minerali che riducono l'infiammazione.

4. *Noci e Semi*: mandorle, noci, semi di lino e chia sono ricchi di grassi sani e antiossidanti che combattono l'infiammazione.

5. *Curcuma*: questa spezia contiene curcumina, un potente antinfiammatorio naturale.

6. *Tè Verde*: il tè verde è ricco di catechine, che hanno dimostrato di avere notevoli effetti antinfiammatori.

7. **_Peperoni_**: i peperoni, soprattutto quelli di colore rosso, sono ricchi di vitamina C e antiossidanti che possono contribuire a ridurre l'infiammazione.

8. **_Zenzero_**: è noto per le sue proprietà antinfiammatorie ed è spesso usato per alleviare il mal di stomaco e le nausee.

9. **_Aglio_**: contiene composti solforati che possono contribuire a ridurre l'infiammazione e migliorare la salute cardiovascolare.

10. **_Cereali integrali_**: i cereali integrali, in particoalre l'avena e il farro, sono ricchi di fibre e antiossidanti che possono aiutare a ridurre l'infiammazione.

Ricorda che una dieta antinfiammatoria dovrebbe essere varia e bilanciata, e includere una vasta gamma di cibi nutrienti per massimizzare i benefici per la salute.

Nemici della salute:

1. **_Zucchero raffinato_**: il consumo eccessivo di zucchero può innescare l'infiammazione.

2. **_Wurstel_**: i wurstel, in generale, non sono considerati una scelta ideale nella dieta di qualunque individuo, a maggior ragione per coloro che hanno necessità di seguire una dieta antinfiammatoria. Infatti, oltre ad avere un alto contenuto di grassi saturi, spesso contengono additivi alimentari e conservanti per aumentare la shelf life e migliorarne il sapore. Alcuni di questi additivi possono essere associati all'infiammazione e alle reazioni allergiche in alcune persone. La produzione dei wurstel, inoltre, comporta l'uso di carne macinata (spesso scarti della stessa) e altri ingredienti che potrebbero non essere ideali per una dieta antinfiammatoria. Tra

l'altro, il processo di produzione può comportare la formazione di composti potenzialmente dannosi. Infine, i wurstel possono contenere quantità significative di sodio, il che potrebbe contribuire all'infiammazione in alcune persone, specialmente in coloro che hanno una certa sensibilità al sodio.

3. *Grassi Trans*: trovati in molti cibi processati, i grassi trans possono aumentare l'infiammazione e il rischio di malattie cardiache. Si tratta di grassi insaturi che sono stati modificati attraverso un processo chiamato idrogenazione. Questo processo trasforma gli oli liquidi in grassi solidi a temperatura ambiente. Esempi di grassi trans: la margarina, spesso prodotta tramite idrogenazione parziale degli oli vegetali per renderla solida; gli snack confezionati (patatine fritte, popcorn al microonde e biscotti confezionati che possono contenere oli parzialmente idrogenati); i prodotti da forno commerciali (come croissant, pasticcini e altri dolci) che possono essere preparati con margarina o altri grassi idrogenati, introducendo grassi trans nella dieta; le fritture dei fast food; altri prodotti confezionati come pizze surgelate, torte e pasticcini che molto spesso contengono oli idrogenati per prolungarne la data di scadenza. Pertanto, è fondamentale imparare a leggere attentamente le etichette alimentari quando si fa la spesa e cercare "oli (parzialmente) idrogenati" nell'elenco degli ingredienti per individuare la presenza di grassi trans. Ridurre al minimo il consumo di questi alimenti può contribuire a migliorare la salute generale riducendo l'infiammazione nel corpo.

4. *Carne processata*: oltre ai wurstel, le salsicce, i salumi e le altre carni trasformate possono essere ricche di additivi che contribuiscono all'infiammazione.

5. *Cereali raffinati*: pane bianco, pasta e riso raffinati possono innalzare i livelli di zucchero nel sangue e causare infiammazione. Ovviamente lo stesso discorso vale per le farine raffinate.

6. *Bibite gassate*: le bevande zuccherate e gassate, come la cola, sono spesso piene di zuccheri aggiunti che possono innescare l'infiammazione e creare disturbi gastrointestinali.

7. **Alcol**: il consumo eccessivo di alcol può aumentare l'infiammazione nel corpo. È importante moderare l'assunzione di alcol per mantenere un equilibrio nella dieta.

8. *Prodotti da forno commerciali*: i dolci industriali, come biscotti, torte e pasticcini, oltre a contenere grassi idrogenati come già detto, spesso contengono zuccheri raffinati che possono contribuire all'infiammazione.

9. *Sale in eccesso*: l'eccesso di sodio nella dieta può contribuire all'infiammazione e aumentare la pressione sanguigna. Limitate sempre il consumo di cibi ad alto contenuto di sale.

10. *Prodotti lattiero-caseari ad alto contenuto di grassi*: i formaggi molto grassi e i latticini ricchi di grassi saturi possono contribuire all'infiammazione. Scegliete opzioni a basso contenuto di grassi o alternative vegetali come il latte di mandorla o il latte di soia.

11. *Carne rossa grassa*: la carne rossa grassa, come la carne di manzo o maiale molto grasso, può contenere grassi saturi e colesterolo che possono favorire l'infiammazione. Preferite tagli magri di carne o optate per fonti proteiche alternative come il pesce o le proteine vegetali.

12. *Alimenti fritti*: gli alimenti fritti, come già detto sopra, sono spesso ricchi di grassi trans e saturi a causa del processo di frittura. Questi grassi possono aumentare pericolosamente l'infiammazione nel corpo se assunti con una certa frequenza.

13. *Cibi ricchi di glutine*: alcune persone possono essere sensibili al glutine, una proteina che troviamo nel grano, nella segale e

nell'orzo. Il consumo di glutine può causare reazioni infiammatorie in queste persone. Optate per alternative senza glutine se necessario o provate a ridurne il consumo. Ovviamente in presenza di celiachia, il consumo va assolutamente evitato.

14. **_Alimenti ad alto indice glicemico_**: alimenti con un alto indice glicemico, come il pane bianco, possono innalzare rapidamente i livelli di zucchero nel sangue, contribuendo all'infiammazione. Preferite cibi a basso indice glicemico come cereali integrali.

Sostituzioni Intelligenti

Ora, vediamo come potete sostituire alcuni degli alimenti infiammatori con opzioni più sane e altrettanto gustose:

- Sostituite le patatine fritte con chips di kale al forno per uno spuntino croccante e sano.

- Optate per l'olio d'oliva extravergine al posto di olio di semi di mais o di soia per cucinare e condire.

- Scegliete il pesce grasso invece della carne rossa per aumentare l'apporto di omega-3.

- Preferite il cioccolato fondente al cioccolato al latte per un dolce che offre antiossidanti invece di zucchero raffinato.

- Sostituite le bevande gassate zuccherate con acqua frizzante naturale aromatizzata con una spruzzata di succo di limone o lime per una bevanda rinfrescante e priva di zuccheri aggiunti.

- Optate per il riso integrale o il couscous integrale invece del riso bianco per un'opzione a basso indice glicemico.

- Scegliete l'avocado schiacciato come alternativa alle maionese o alle creme spalmabili per un condimento cremoso e ricco di grassi sani.

- Preferite il tè alle erbe senza caffeina al caffè regolare per una bevanda calda e rilassante senza gli effetti stimolanti della caffeina.

- Sostituite i cracker salati con bastoncini di verdura croccante, come carote, sedano o peperoni, per uno snack ricco di fibre e nutrienti.

- Optate per il tofu o il tempeh invece della carne nei vostri piatti preferiti, per una fonte di proteine vegetali a basso contenuto di grassi saturi.

- Scegliete il burro di mandorle al posto del burro di arachidi tradizionale, che può contenere zucchero aggiunto e grassi idrogenati.

- Sostituite il gelato ricco di zuccheri con una porzione di yogurt greco naturale con frutta fresca per un dessert più sano e proteico.

- Preferite le spezie come il peperoncino rosso al sale come condimenti per aggiungere sapore senza eccesso di sodio.

- Sostituite lo zucchero classico (sia raffinato che di canna) con l'eritritolo, un dolcificante a basso contenuto calorico che ha un impatto praticamente nullo sui livelli di zucchero nel sangue, e rappresenta pertanto una scelta interessante. Anche la stevia, un altro dolcificante naturale, offre un'opzione priva di calorie per coloro che desiderano ridurre il consumo di zucchero. Tuttavia, è importante notare che, mentre queste alternative possono essere vantaggiose, dovrebbero essere consumate con moderazione, perché gli eccessi di qualunque tipo fanno sempre male. Anche il fruttosio, se consumato con moderazione, derivando da fonti naturali come la frutta, può essere parte integrante di una dieta sana. Tuttavia non dimentichiamo che ha un alto indice glicemico, per cui è sempre meglio preferire, come sostituti dello zucchero, l'eritritolo o la stevia.

Una considerazione a parte merita il miele, una sostanza dolce prodotta dalle api a partire dal nettare dei fiori: ha una lunga storia di utilizzo come dolcificante naturale ed è apprezzato per il suo sapore unico e i suoi presunti benefici per la salute, in particolare come antibatterico naturale. Tuttavia, come molti dolcificanti, il miele va consumato con attenzione all'interno di una dieta antinfiammatoria. Il miele, infatti, è ricco di zuccheri, tra cui il fruttosio, che, quando consumato in eccesso, può contribuire all'infiammazione e ai problemi di salute metabolica. Tuttavia, il miele contiene anche composti bioattivi, come antiossidanti e sostanze antimicrobiche, che possono offrire alcuni benefici.

Quindi, per inserire il miele in una dieta antinfiammatoria, è importante farlo con moderazione. Scegliere miele grezzo o non filtrato può offrire maggiori benefici per la salute rispetto al miele altamente processato. Utilizzare il miele per dolcificare tè o yogurt al posto dello zucchero raffinato è una scelta sana. Tuttavia, evitate di eccedere nelle quantità e cercate di bilanciare il consumo di zuccheri totali nella vostra dieta.

Queste sostituzioni possono aiutarvi a ridurre l'infiammazione nella vostra dieta mentre continuate a gustare piatti deliziosi.

E ricordate: fare piccoli cambiamenti nella vostra alimentazione può fare una grande differenza nella vostra salute complessiva. Nella prossima sezione, vi forniremo consigli pratici su come iniziare il vostro percorso verso un benessere migliorato.

CAPITOLO 6. PRONTI A INIZIARE: PREPARAZIONE E CONSIGLI

Nel sesto capitolo del nostro viaggio attraverso la dieta antinfiammatoria, ci prepariamo a entrare nella fase pratica del cambiamento. Siamo ad un punto di ancoraggio cruciale tra la teoria e la pratica e qui esploreremo approfonditamente come prepararvi adeguatamente per abbracciare la dieta antinfiammatoria. Acquisiremo consapevolezza, conoscenza e strategie per un cambio duraturo, rendendo questo capitolo un tassello fondamentale per il vostro successo mentre ci dirigiamo verso il ricettario del capitolo successivo.

La preparazione è il fondamento di ogni successo. Per adottare con successo una dieta antinfiammatoria, è essenziale creare una base solida. Ecco come fare:

1. Educatevi in profondità: prima di iniziare, investite tempo nell'acquisire una comprensione completa della dieta antinfiammatoria. Comprendere l'importanza di selezionare gli alimenti antinfiammatori e i conoscere rischi degli alimenti infiammatori, vi aiuterà a prendere decisioni informate e a mantenere la motivazione nel tempo.

2. Rivisitate la dispensa: iniziate dalla vostra dispensa. Eliminate senza pietà gli alimenti infiammatori, come i prodotti altamente processati, gli zuccheri aggiunti e gli oli vegetali raffinati. Questo atto di purificazione della vostra dispensa creerà uno spazio fisico

e mentale per gli alimenti antinfiammatori, rendendo più agevole seguire la vostra nuova dieta.

3. Pianificazione strategica dei pasti: un piano alimentare settimanale dettagliato è una pietra miliare per il vostro successo. Non solo semplifica la vostra vita, ma vi assicura che abbiate sempre a disposizione gli ingredienti giusti per i vostri pasti antinfiammatori. La pianificazione aiuta a prevenire decisioni impulsiva e vi mantiene concentrati sui vostri obiettivi.

Strategie per il successo a lungo termine: la chiave per il cambio duraturo

Mantenere una dieta antinfiammatoria nel tempo richiede più che la preparazione iniziale; richiede strategie per il successo a lungo termine. Questa è la parte cruciale del vostro percorso, e vogliamo dedicarvi più attenzione. Citando il famoso giornalista d'inchiesta sul cibo e l'alimentazione, Michael Pollan, "*Mangia cibo. Non troppo. Principalmente vegetali.*" (articolo pubblicato nel New York Times nel 2007).

Vediamo quali strategia usare:

1. Esplorare la variazione: non abbiate paura di sperimentare. Esplorate una vasta gamma di cibi antinfiammatori, perché la varietà è fondamentale per ottenere tutti i nutrienti necessari e pcr rendere la vostra dieta intrigante. Parafrasando il pensiero del dottor Dariush Mozaffarian, decano della Tufts Friedman School of Nutrition Science & Policy, possiamo dire che "*Il cibo è il vostro miglior farmaco, ma solo se scelto in modo oculato.*"

2. Cucina fatta in casa: preparare i pasti a casa non solo vi dà il controllo completo sugli ingredienti, ma è anche un'opportunità per sviluppare nuove abilità culinarie e scoprire modi deliziosi per seguire la dieta antinfiammatoria. La chef e autrice Alice Watersm, nel periodo della quarantena, aveva sinanche suggerito: *"Guardate al futuro. Fatevi un orto. Diventate autosufficienti e collaborate con la comunità."*, proprio sottolineando l'importanza di avere degli ingredienti buoni da mangiare, salutari per il corpo e che siano bio-responsabili.

3. Resistere alle tentazioni: siate pronti a resistere alle tentazioni alimentari. Riaffermate i vostri obiettivi e le ragioni per cui avete scelto di adottare una dieta antinfiammatoria. Da decenni, ormai, la dottoressa Marion Nestle, autrice e professoressa emerita di nutrizione alla NY University, combatte contro il consumo di cibo-spazzatura, pubblicizzato massicciamente dai colossi dell'industria alimentare, che ormai trova largo consumo in America come in Europa, con danni seri alla salute già a partire dall'età infantile.

In questo capitolo, abbiamo acquisito non solo le conoscenze fondamentali ma anche strategie concrete per intraprendere il viaggio verso una dieta antinfiammatoria con determinazione e sicurezza.

Sono stati brevi consigli, ma sono determinanti: questa è una trasformazione che può durare tutta la vita e migliorare la vostra salute in modo significativo. Ricordate che il cambiamento richiede tempo e pazienza. Continuate a esplorare la nutrizione consapevole mentre vi preparate per la prossima fase del vostro viaggio verso una salute ottimale.

Buona preparazione e buon inizio nella vostra dieta antinfiammatoria!

CAPITOLO 7

CUCINA ANTINFIAMMATORIA: RICETTE PER TUTTE LE STAGIONI

Eccoci arrivati al capitolo centrale del "nostro" libro. Ci sarebbero tante ricette da poter preparare e gustare con la serenità di fare del bene al nostro organismo, ma per ovvie ragioni di spazio ne ho selezionate 25, perché sono quelle che personalmente amo di più. A queste ho aggiunto, da buon italiano, una ricetta sullo stile della dieta mediterranea e un anche dolce, perché mangiare in modo antinfiammatorio non significa per forza privarsi dei dolci.

La cucina antinfiammatoria è un'arte culinaria che va al di là del semplice piacere del gusto. È un approccio alla preparazione dei pasti che mette in primo piano la salute e il benessere. La nostra alimentazione, come abbiamo avuto modo di vedere, ha un impatto significativo sul nostro stato di salute, e i nutrizionisti di tutto il mondo concordano sul fatto che una dieta antinfiammatoria può svolgere un ruolo cruciale nel promuovere un corpo sano e combattere l'infiammazione cronica, che è spesso collegata a molte malattie.

L'Opinione degli esperti

I nutrizionisti e gli esperti in dietetica sottolineano l'importanza di una dieta antinfiammatoria per il nostro benessere generale. La dott.ssa Jane Smith, nutrizionista certificata, afferma: *"Una dieta ricca di alimenti integrali, come frutta, verdura, cereali integrali, proteine magre e grassi sani, può fornire al corpo i nutrienti essenziali per sostenere una buona salute mentale. Evitare alimenti processati, ricchi di zuccheri raffinati e grassi trans, è fondamentale per ridurre l'infiammazione nel corpo e migliorare il benessere emotivo."*

Sappiamo, infatti, che l'infiammazione cronica è una delle principali cause di molte malattie croniche, tra cui l'obesità, le malattie cardiache e il diabete. Una dieta antinfiammatoria, ricca di alimenti naturali, può aiutare a ridurre l'infiammazione nel corpo e migliorare la salute complessiva.

Stagioni e Cambiamenti

Ogni stagione porta con sé una varietà di prodotti freschi e ingredienti unici, che possono essere utilizzati per creare piatti deliziosi e antinfiammatori. La cucina antinfiammatoria abbraccia questi cambiamenti stagionali e li incorpora nella preparazione dei pasti, sfruttando al massimo ciò che la natura ha da offrire.

Ma passiamo alle ricette[1], sperando siano di vostro gradimento.

---

[1] Le foto delle ricette sono puramente indicative e vogliono soltanto suggerire la presentazione finale delle stesse. Considerate, quindi, gli ingredienti indicati e le modalità di preparazione, fermo restando che potete aggungere altri ingredienti a vostro piacimento, purché risultino in linea con gli alimenti "consentiti". Di sicuro la presentazione del piatto è a vostra totale discrezione.

RICETTA N. 1: Insalata di Quinoa primaverile

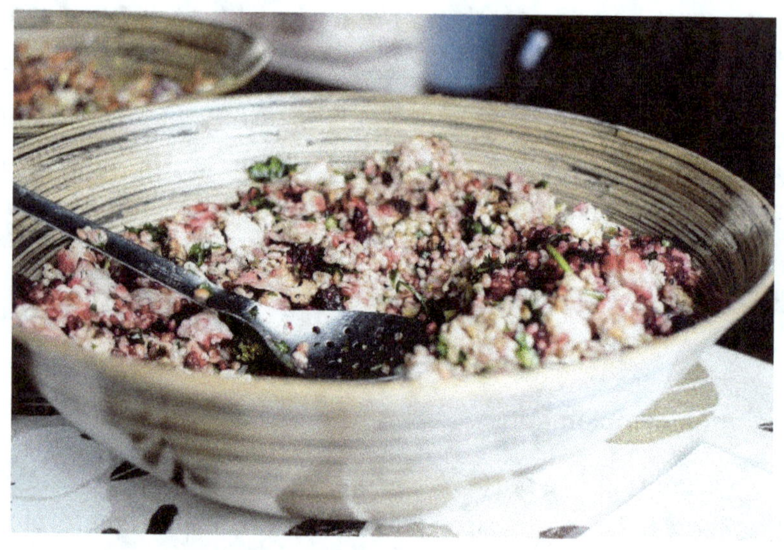

Tempo di Preparazione: 15 minuti

Tempo di Cottura: 15 minuti

Porzioni: 4

Ingredienti e Quantità:

- 1 tazza di quinoa

- 2 tazze di acqua

- 1 tazza di piselli verdi, freschi o surgelati

- 1 tazza di pomodorini ciliegini, tagliati a metà

- 1 cetriolo tagliato a dadini

- 1 peperone rosso tagliato a dadini

- 1 cipolla rossa piccola tritata finemente

- 1/4 di tazza di prezzemolo fresco tritato

- 1/4 di tazza di basilico fresco tritato

Procedura:

1. Risciacquate bene la quinoa sotto l'acqua corrente.

2. In una pentola, portate a ebollizione 2 tazze di acqua. Aggiungete la quinoa e abbassate la fiamma. Coprite e lasciate cuocere a fuoco basso per circa 15 minuti o finché la quinoa sia cotta e l'acqua sia assorbita.

3. Mentre la quinoa cuoce, sbollentate i piselli in acqua bollente per 2-3 minuti, quindi scolateli e raffreddateli sotto acqua fredda corrente.

4. In una grande ciotola, mescolate la quinoa cotta, i piselli, i pomodorini ciliegini, il cetriolo, il peperone rosso, la cipolla rossa, il prezzemolo e il basilico.

5. Condite l'insalata con il condimento a vostro piacimento. Potete usare olio d'oliva, succo di limone, sale e pepe per un condimento leggero e salutare.

6. Servite l'insalata di quinoa primaverile come contorno o piatto principale.

Valore Nutrizionale (per porzione):

- Calorie: 275 kcal

- Proteine: 8 g

- Grassi: 5 g

- Carboidrati: 49 g

- Fibre: 8 g

Lista della Spesa:

- Quinoa

- Piselli verdi freschi o surgelati

- Pomodorini ciliegini

- Cetriolo

- Peperone rosso

- Cipolla rossa

- Prezzemolo fresco

- Basilico fresco

- Olio d'oliva (per il condimento)

- Limoni (per il condimento)

- Sale (per il condimento)

- Pepe (per il condimento)

Perché la ricetta è utile contro l'infiammazione

Questa insalata è ricca di ingredienti antinfiammatori come i pomodorini ciliegini (ricchi di licopene), i peperoni rossi (ricchi di vitamina C) e le erbe fresche come il prezzemolo e il basilico. La quinoa è una buona fonte di proteine e fibre, mentre i piselli verdi apportano ulteriori proteine vegetali. L'olio d'oliva utilizzato per il condimento è ricco di grassi monoinsaturi sani. Questa combinazione di ingredienti rende questa insalata una scelta deliziosa e nutriente per combattere l'infiammazione nel corpo.

RICETTA N. 2: Salmone alla griglia con salsa all'aneto

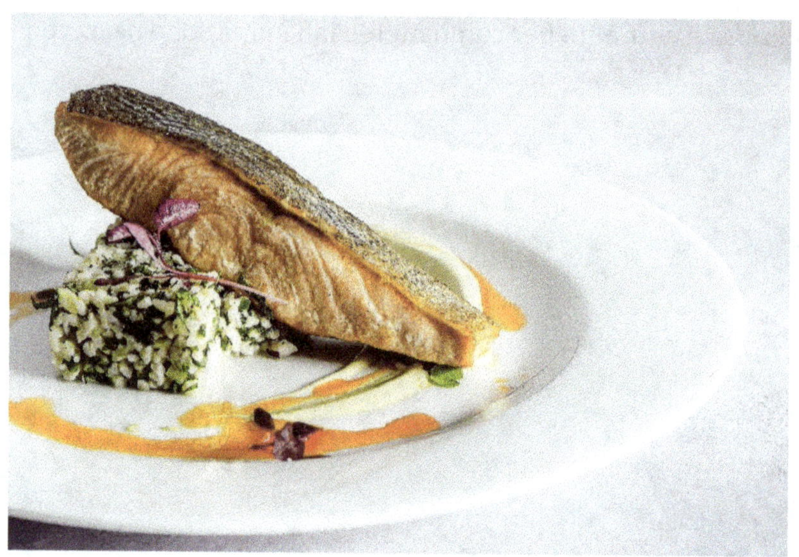

Tempo di Preparazione: 10 minuti

Tempo di Cottura: 10-12 minuti

Porzioni: 4

Ingredienti e Quantità:

- 4 filetti di salmone fresco (circa 150 g ciascuno)

- 2 cucchiai di olio d'oliva extra vergine

- 2 cucchiai di succo di limone

- 2 cucchiai di aneto fresco tritato

- 1 spicchio d'aglio tritato finemente

- Sale e pepe nero macinato fresco, a piacere

Procedura:

1. Accendete il grill e preriscaldatelo a temperatura media-alta.

2. In una ciotola piccola, mescolate l'olio d'oliva, il succo di limone, l'aneto e l'aglio tritato per preparare la salsa.

3. Spennellate delicatamente i filetti di salmone con un po' di salsa all'aneto.

4. Salate e pepate i filetti di salmone a piacere.

5. Mettete il salmone sulla griglia preriscaldata, con il lato della pelle rivolto verso il basso.

6. Cuocete il salmone per 5-6 minuti, quindi giratelo con attenzione utilizzando una spatola e cuocetelo per altri 5-6 minuti o finché il salmone sia cotto e si sfaldi facilmente con una forchetta.

7. Una volta cotto, togliete il salmone dalla griglia e servitelo caldo, con la salsa all'aneto rimanente da parte.

Valore Nutrizionale (per porzione):

- Calorie: 250 kcal

- Proteine: 28 g

- Grassi: 14 g

- Carboidrati: 1 g

- Fibre: 0 g

Lista della Spesa:

- Filetti di salmone fresco

- Olio d'oliva extra vergine

- Limoni (per il succo)

- Aneto fresco

- Aglio

- Sale

- Pepe nero macinato

Perché la ricetta è utile contro l'infiammazione

Il salmone è una fonte eccellente di acidi grassi omega-3, noti per le loro proprietà antinfiammatorie. L'olio d'oliva extra vergine utilizzato per la marinatura è ricco di grassi monoinsaturi sani e contiene composti antiossidanti che combattono l'infiammazione. L'aneto è un'erba aromatica che aggiunge un tocco di freschezza alla pietanza ed è anch'essa ricca di antiossidanti benefici per la salute. Questa ricetta offre un modo delizioso per godere dei benefici dei cibi antinfiammatori.

RICETTA N. 3: Insalata di Quinoa con verdure arrostite

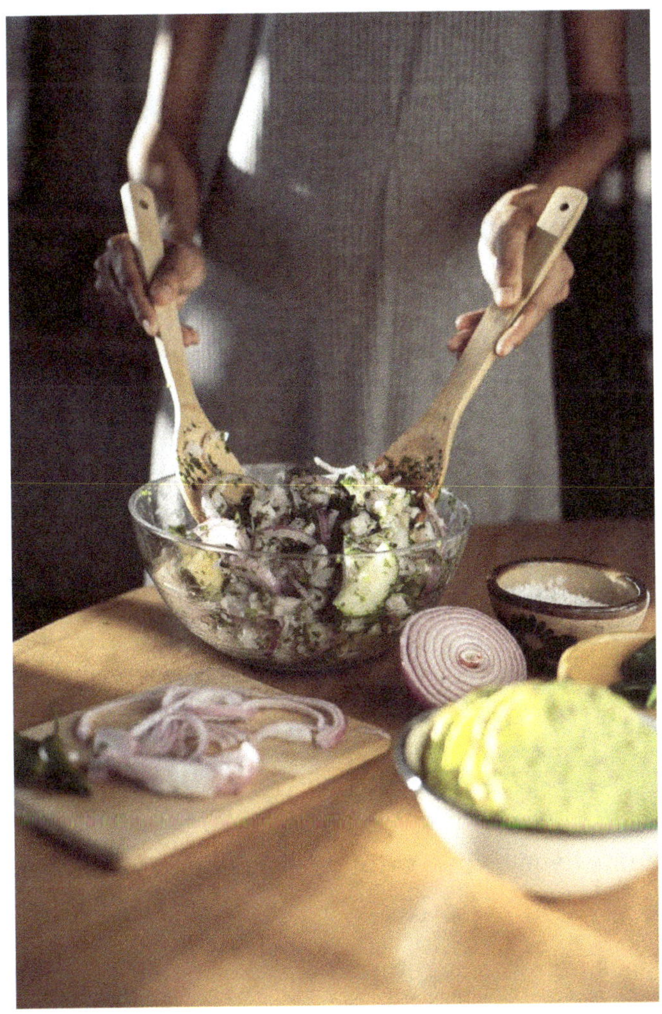

Tempo di Preparazione: 15 minuti

Tempo di Cottura: 25-30 minuti

Porzioni: 4

Ingredienti e Quantità:

- 1 tazza di quinoa

- 2 tazze di acqua

- 2 zucchine medie tagliate a dadini

- 2 peperoni rossi tagliati a strisce

- 1 cipolla rossa affettata sottilmente

- 2 cucchiai di olio d'oliva extra vergine

- 1 cucchiaino di paprika affumicata

- Sale e pepe nero macinato fresco, a piacere

- 1/4 di tazza di basilico fresco tritato

- Succo di 1 limone

- 1/4 di tazza di noci tostate tritate grossolanamente

Procedura:

1. Sciacquate bene la quinoa sotto acqua fredda corrente. Mettete da parte.

2. In una pentola media, portate a ebollizione 2 tazze di acqua. Aggiungete la quinoa sciacquata, coprite e abbassate il fuoco. Cuocete per 15-20 minuti o finché la quinoa sia cotta e tutta l'acqua sia stata assorbita. Rimuovete dal fuoco e lasciate raffreddare leggermente.

3. Nel frattempo, preriscaldate il forno a 200°C. In una teglia da forno disponete le zucchine, i peperoni rossi e la cipolla affettata.

Condite con olio d'oliva, paprika affumicata, sale e pepe. Mescolate bene.

4. Cuocete le verdure nel forno preriscaldato per 25-30 minuti o finché diventano tenere e leggermente dorate. Mescolate di tanto in tanto durante la cottura.

5. In una ciotola grande, unite la quinoa cotta, le verdure arrostite, il basilico fresco, il succo di limone e le noci tostate. Mescolate bene.

6. Servite l'insalata di quinoa come piatto principale o come contorno.

Valore Nutrizionale (per porzione):

- Calorie: 290 kcal

- Proteine: 7 g

- Grassi: 12 g

- Carboidrati: 38 g

- Fibre: 6 g

Lista della Spesa:

- Quinoa

- Zucchine

- Peperoni rossi

- Cipolla rossa

- Olio d'oliva extra vergine

- Paprika affumicata

- Sale

- Pepe nero macinato fresco

- Basilico fresco

- Limoni

- Noci tostate

Perché la ricetta è utile contro l'infiammazione

Questa insalata è ricca di quinoa, una fonte di carboidrati complessi e proteine. Le verdure arrostite sono ricche di antiossidanti, mentre il basilico apporta una freschezza unica. Le noci aggiungono un tocco di croccantezza e sono ricche di grassi monoinsaturi benefici. Questa combinazione di ingredienti rende questa insalata una scelta antinfiammatoria deliziosa.

RICETTA N. 4: Tofu al curry con verdure

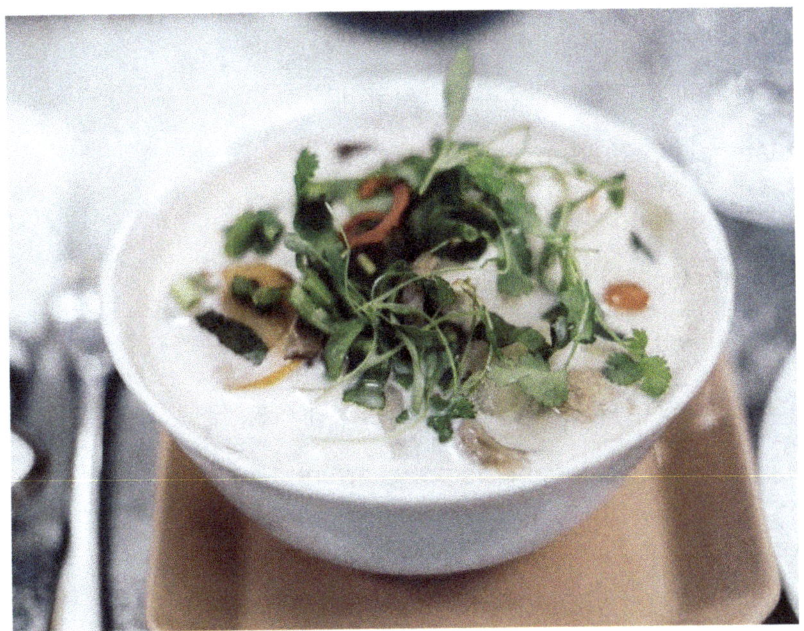

Tempo di Preparazione: 15 minuti

Tempo di Cottura: 20 minuti

Porzioni: 4

Ingredienti e Quantità:

- 400 g di tofu tagliato a cubetti

- 2 cucchiai di olio di cocco

- 1 cipolla tritata

- 2 spicchi d'aglio tritati

- 2 cucchiaini di curry in polvere

- 1 cucchiaino di curcuma in polvere

- 1 cucchiaino di zenzero fresco grattugiato

- 1 lattina di pomodori a pezzetti (400 g)

- 1 lattina di latte di cocco (400 ml)

- 2 carote tagliate a rondelle sottili

- 1 zucchina tagliata a rondelle

- Sale e pepe nero macinato fresco, a piacere

- Basilico fresco o coriandolo per guarnire

Procedura:

1. In una grande padella antiaderente, riscaldate l'olio di cocco a fuoco medio. Aggiungete la cipolla tritata e l'aglio tritato e soffriggete per 2-3 minuti o finché diventino dorati.

2. Aggiungete il tofu a cubetti e rosolate per 5-6 minuti, finché diventa dorato su tutti i lati.

3. Aggiungete il curry in polvere, la curcuma e lo zenzero grattugiato. Mescolate bene per rivestire il tofu con le spezie.

4. Versate i pomodori a pezzetti nella padella, compresi i loro succhi. Mescolate.

5. Aggiungete il latte di cocco e mescolate fino a ottenere un composto omogeneo.

6. Unite le carote e le zucchine, e lasciate cuocere per 10-12 minuti o finché le verdure diventano tenere.

7. Regolate di sale e pepe a piacere.

8. Servite il tofu al curry con verdure caldo, guarnito con basilico fresco o coriandolo.

Valore Nutrizionale (per porzione):

- Calorie: 290 kcal

- Proteine: 10 g

- Grassi: 19 g

- Carboidrati: 24 g

- Fibre: 6 g

Lista della Spesa:

- Tofu

- Olio di cocco

- Cipolla

- Aglio

- Curry in polvere

- Curcuma in polvere

- Zenzero fresco

- Pomodori a pezzetti

- Latte di cocco

- Carote

- Zucchine

- Sale

- Pepe nero macinato fresco

- Basilico fresco o coriandolo

Perché la ricetta è utile contro l'infiammazione

Il tofu è una buona fonte di proteine vegetali, mentre il curry in polvere e la curcuma sono noti per le loro proprietà antinfiammatorie. Questa ricetta è ricca di verdure, che forniscono antiossidanti e fibre. Il latte di cocco contribuisce a rendere il piatto cremoso e delizioso. Un pasto saporito e salutare per combattere l'infiammazione.

RICETTA N. 5: Salmone alla griglia con salsa al limone ed erbe

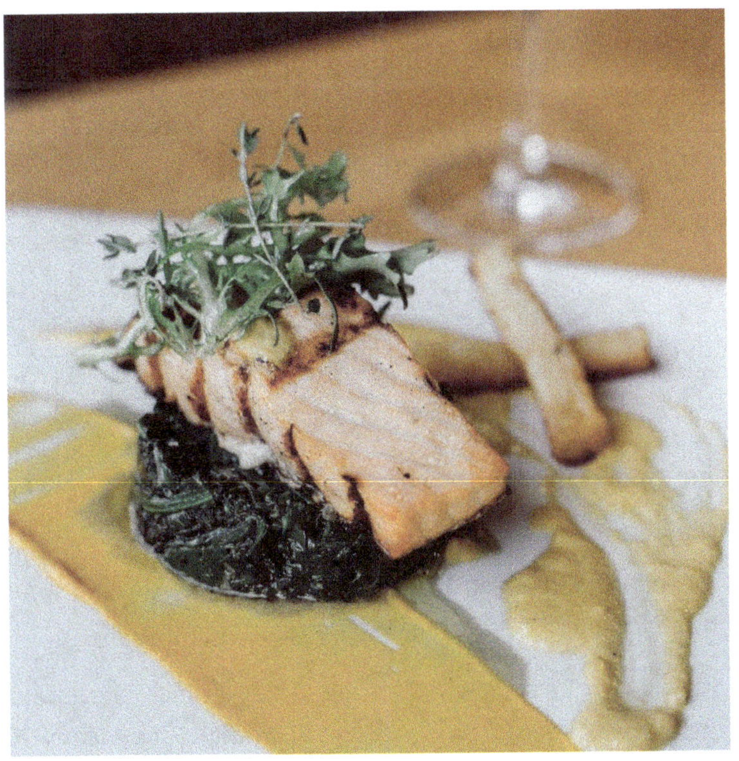

Tempo di Preparazione: 10 minuti

Tempo di Cottura: 12-15 minuti

Porzioni: 4

Ingredienti e Quantità:

- 4 filetti di salmone (circa 150 g ciascuno)

- 2 cucchiai di olio d'oliva extra vergine

- Succo di 1 limone

- 2 spicchi d'aglio tritati

- 1 cucchiaio di prezzemolo fresco, tritato

- 1 cucchiaio di timo fresco, tritato

- Sale e pepe nero macinato fresco, a piacere

Procedura:

1. Preriscaldate una griglia a fuoco medio-alto.

2. In una ciotola, mescolate l'olio d'oliva, il succo di limone, l'aglio tritato, il prezzemolo e il timo.

3. Spennellate il composto ottenuto sui filetti di salmone da entrambi i lati e condite con sale e pepe.

4. Posizionate i filetti di salmone sulla griglia preriscaldata. Cuocete per 6-8 minuti da ciascun lato o finché il pesce si sfalda facilmente con una forchetta.

5. Servite il salmone alla griglia con la salsa al limone e erbe sopra.

Valore Nutrizionale (per porzione):

- Calorie: 250 kcal

- Proteine: 28 g

- Grassi: 15 g

- Carboidrati: 3 g

- Fibre: 0 g

Lista della Spesa:

- Filetti di salmone

- Olio d'oliva extra vergine

- Limoni

- Aglio

- Prezzemolo fresco

- Timo fresco

- Sale

- Pepe nero macinato fresco

Perché la ricetta è utile contro l'infiammazione

Il salmone è ricco di acidi grassi omega-3, noti per le loro proprietà antinfiammatorie. La salsa al limone e alle erbe aggiunge un tocco di freschezza e sapore, rendendo questa ricetta non solo salutare ma anche deliziosa.

RICETTA N. 6: Pollo alla curcuma con spinaci

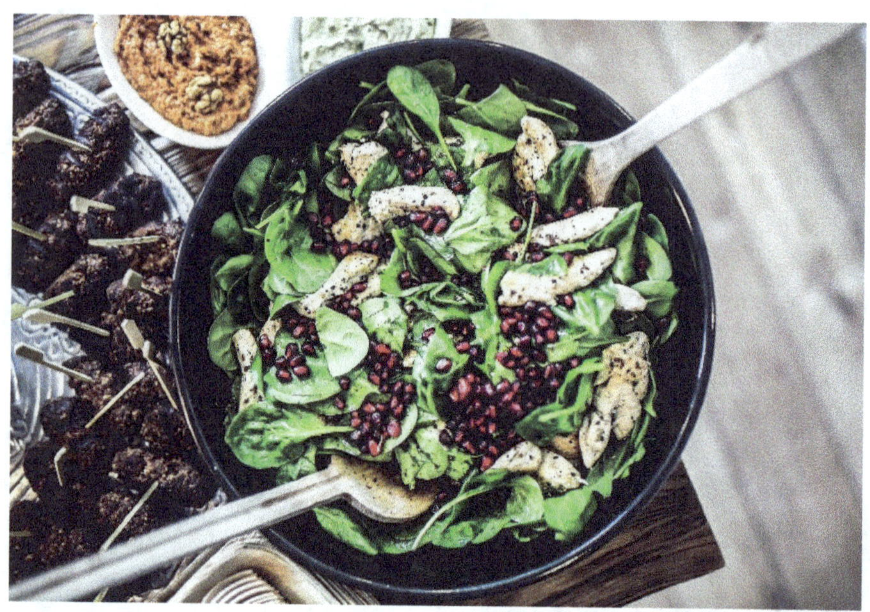

Tempo di Preparazione: 10 minuti

Tempo di Cottura: 20 minuti

Porzioni: 4

Ingredienti e Quantità:

- 4 petti di pollo (circa 150 g ciascuno)

- 2 cucchiaini di curcuma in polvere

- Sale e pepe nero macinato fresco, a piacere

- 2 cucchiai di olio d'oliva extra vergine

- 1 cipolla tritata

- 2 spicchi d'aglio tritati

- 200 g di spinaci freschi

- Succo di 1 limone

- 1 cucchiaino di semi di cumino (facoltativo)

- 1 cucchiaino di semi di coriandolo (facoltativo)

Procedura:

1. In una ciotola, condite i petti di pollo con la curcuma in polvere, sale e pepe nero.

2. In una grande padella antiaderente, riscaldate l'olio d'oliva a fuoco medio. Aggiungete il pollo e cuocete per 5-6 minuti da ciascun lato o finché diventa dorato e completamente cotto. Rimuovete il pollo dalla padella e mettetelo da parte.

3. Nella stessa padella, aggiungete la cipolla tritata e l'aglio tritato. Soffriggete per 2-3 minuti o finché diventano dorati.

4. Aggiungete gli spinaci freschi e cuocete per 2-3 minuti o finché si appassiscono.

5. Rimettete il pollo nella padella e condite con il succo di limone, semi di cumino e semi di coriandolo (se desiderate).

6. Cuocete per altri 2-3 minuti per riscaldare il tutto.

7. Servite il pollo alla curcuma con spinaci come piatto principale.

Valore Nutrizionale (per porzione):

- Calorie: 280 kcal

- Proteine: 35 g

- Grassi: 13 g

- Carboidrati: 8 g

- Fibre: 2 g

Lista della Spesa:

- Petto di pollo

- Curcuma in polvere

- Sale

- Pepe nero macinato fresco

- Olio d'oliva extra vergine

- Cipolla

- Aglio

- Spinaci freschi

- Limoni

- Semi di cumino (facoltativo)

- Semi di coriandolo (facoltativo)

Perché la ricetta è utile contro l'infiammazione

La curcuma è nota per le sue potenti proprietà antinfiammatorie. Questa ricetta unisce il pollo magro e gli spinaci nutrienti per un piatto saporito e salutare.

RICETTA N. 7: Insalata di ceci mediterranea

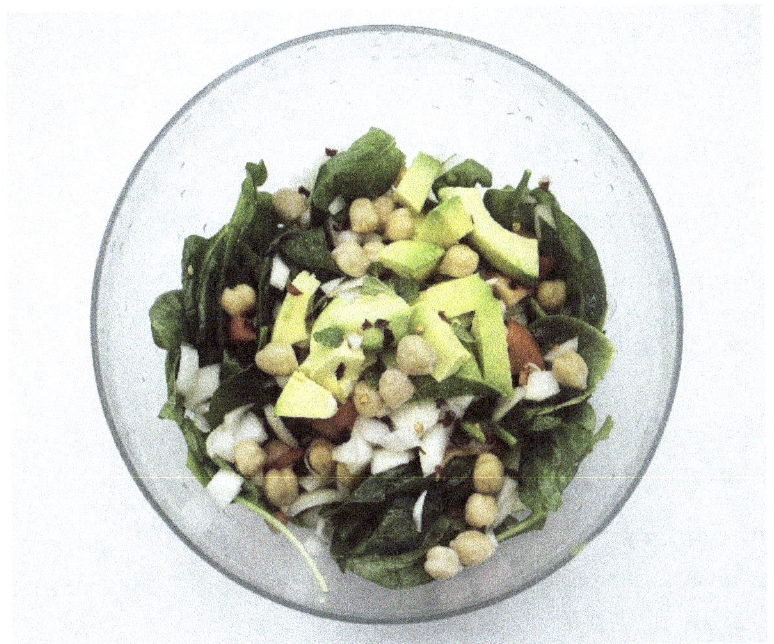

Tempo di Preparazione: 15 minuti

Porzioni: 4

Ingredienti e Quantità:

- 2 lattine di ceci (circa 400 g ciascuna), sciacquati e drenati

- 1 cetriolo tagliato a dadini

- 1 pomodoro tagliato a dadini

- 1/2 cipolla rossa tritata finemente

- 1 peperone rosso tagliato a dadini

- 1 manciata di olive nere denocciolate

- 100 g di feta (o formaggio feta vegano) tagliata a cubetti

- Succo di 1 limone

- 3 cucchiai di olio d'oliva extra vergine

- 1 cucchiaino di origano secco

- Sale e pepe nero macinato fresco, a piacere

- Foglie di basilico fresco (facoltativo, per guarnire)

Procedura:

1. In una grande ciotola, unite i ceci sciacquati, il cetriolo, il pomodoro, la cipolla rossa, il peperone rosso, le olive nere e il formaggio feta (o formaggio vegano).

2. In un piccolo contenitore, mescolate il succo di limone, l'olio d'oliva, l'origano, il sale e il pepe.

3. Versate il condimento sopra la miscela di ceci e mescolate bene.

4. Servite l'insalata di ceci mediterranea con foglie di basilico fresco se lo desiderate.

Valore Nutrizionale (per porzione):

- Calorie: 350 kcal

- Proteine: 13 g

- Grassi: 20 g

- Carboidrati: 30 g

- Fibre: 8 g

Lista della Spesa:

- Ceci in scatola

- Cetriolo

- Pomodoro

- Cipolla rossa

- Peperone rosso

- Olive nere denocciolate

- Formaggio feta o formaggio vegano

- Limoni

- Olio d'oliva extra vergine

- Origano secco

- Sale

- Pepe nero macinato fresco

- Foglie di basilico fresco (facoltativo)

Perché la ricetta è utile contro l'infiammazione

Questa insalata è ricca di fibre, proteine e grassi salutari, oltre a contenere ingredienti come il pomodoro e l'olio d'oliva, che sono noti per le loro proprietà antinfiammatorie.

RICETTA N. 8. Zuppa di lenticchie al curry

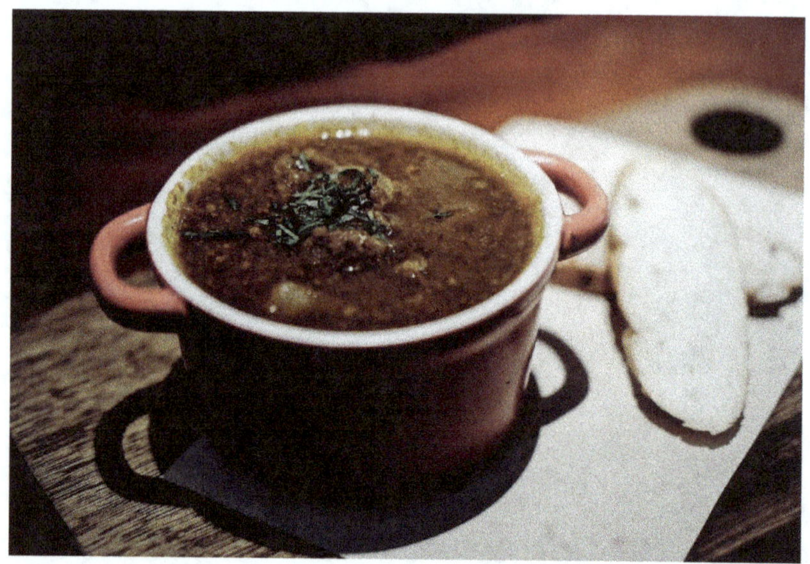

Tempo di Preparazione: 10 minuti

Tempo di Cottura: 30 minuti

Porzioni: 6

Ingredienti e Quantità:

- 2 tazze di lenticchie rosse secche

- 1 cipolla tritata

- 2 spicchi d'aglio tritati

- 1 carota tagliata a dadini

- 1 sedano tagliato a dadini

- 1 cucchiaio di olio d'oliva extra vergine

- 1 lattina di pomodori a dadini (circa 400 g)

- 1 lattina di latte di cocco (circa 400 ml)

- 2 cucchiai di pasta di curry rosso

- 1 cucchiaino di curcuma in polvere

- 1 cucchiaino di cumino in polvere

- 1 cucchiaino di coriandolo in polvere

- Sale e pepe nero macinato fresco, a piacere

- 1 cubetto di brodo vegetale (se volete si possono usare anche due cubetti)

- Foglie di coriandolo fresco (facoltativo, per guarnire)

Procedura:

1. Sciacquate le lenticchie rosse sotto l'acqua corrente e mettetele da parte.

2. In una grande pentola, scaldate l'olio d'oliva a fuoco medio. Aggiungete la cipolla tritata, l'aglio, la carota e il sedano. Soffriggete per 5-6 minuti o finché le verdure diventano tenere.

3. Aggiungete la pasta di curry rosso, la curcuma, il cumino e il coriandolo in polvere. Soffriggete per altri 2-3 minuti per sviluppare i sapori.

4. Aggiungete i pomodori a dadini, il latte di cocco e le lenticchie sciacquate. Mescolate bene.

5. Versate il brodo vegetale nella pentola, portate a ebollizione, quindi abbassate il fuoco e lasciate cuocere a fuoco lento per circa 20-25 minuti o finché le lenticchie sono tenere.

6. Condite con sale e pepe a piacere.

7. Servite la zuppa di lenticchie al curry con foglie di coriandolo fresco se lo desiderate.

Valore Nutrizionale (per porzione):

- Calorie: 320 kcal

- Proteine: 15 g

- Grassi: 10 g

- Carboidrati: 45 g

- Fibre: 15 g

Lista della Spesa:

- Lenticchie rosse secche

- Cipolla

- Aglio

- Carota

- Sedano

- Olio d'oliva extra vergine

- Pomodori a dadini in lattina

- Latte di cocco in lattina

- Pasta di curry rosso

- Curcuma in polvere

- Cumino in polvere

- Coriandolo in polvere

- Sale

- Pepe nero macinato fresco

- Brodo vegetale

- Foglie di coriandolo fresco (facoltativo)

Perché la ricetta è utile contro l'infiammazione

Le lenticchie sono una fantastica fonte di proteine vegetali e fibre, mentre le spezie come il curry, la curcuma e il cumino sono conosciute per le loro proprietà antinfiammatorie.

RICETTA N. 9: Insalata di Quinoa con verdure arrostite

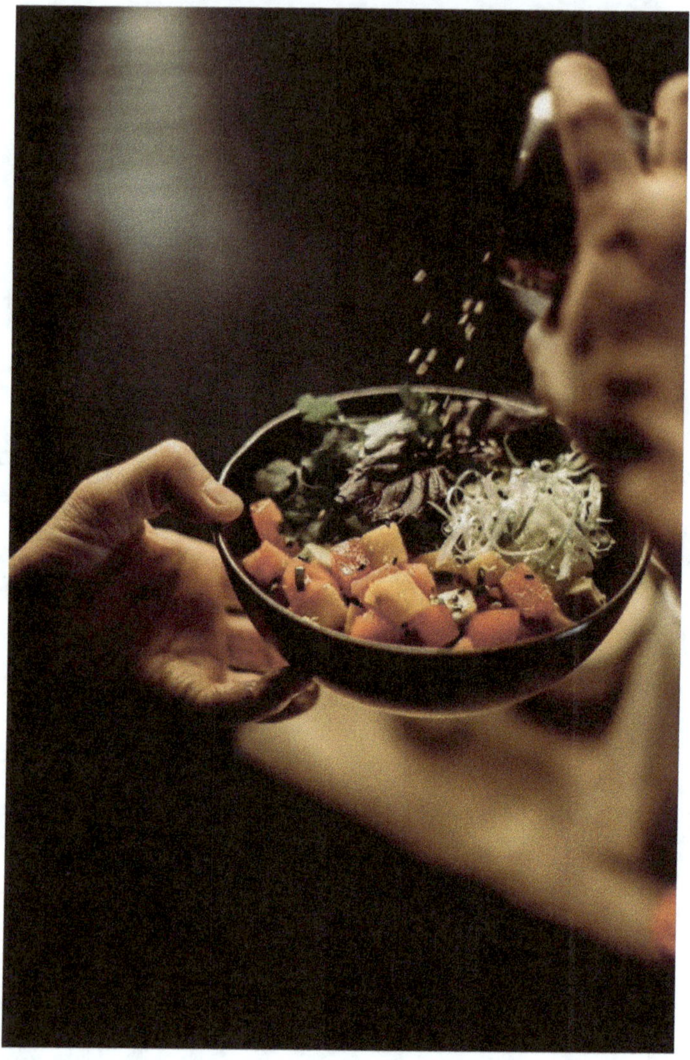

Tempo di Preparazione: 15 minuti

Tempo di Cottura: 25 minuti

Porzioni: 4

Ingredienti e Quantità:

- 1 tazza di quinoa, sciacquata e drenata

- 2 tazze di acqua

- 2 zucchine tagliate a dadini

- 1 peperone rosso tagliato a strisce sottili

- 1 peperone giallo tagliato a strisce sottili

- 1 cipolla rossa tagliata a fette sottili

- 3 cucchiai di olio d'oliva extra vergine

- 1 cucchiaino di origano secco

- Sale e pepe nero macinato fresco, a piacere

- 1/4 di tazza di basilico fresco tritato

- 1/4 di tazza di prezzemolo fresco tritato

- 1/4 di tazza di menta fresca tritata

- Succo di 1 limone

- 1/4 di tazza di formaggio feta sbriciolato (facoltativo, per guarnire)

Procedura:

1. In una pentola, portate a ebollizione l'acqua e cuocete la quinoa seguendo le istruzioni sulla confezione. Scolate e mettete da parte.

2. Preriscaldate il forno a 200°C.

3. Disponete le zucchine, i peperoni e la cipolla su una teglia da forno. Condite con olio d'oliva, origano, sale e pepe. Mescolate bene.

4. Cuocete le verdure nel forno preriscaldato per circa 20-25 minuti o finché diventano tenere e leggermente dorati.

5. In una grande ciotola, unite la quinoa cotta, le verdure arrostite e le erbe tritate. Mescolate bene.

6. Condite con il succo di limone e aggiungete il formaggio feta sbriciolato se lo desiderate.

7. Servite l'insalata di quinoa con verdure arrostite come piatto principale o contorno.

Valore Nutrizionale (per porzione):

- Calorie: 290 kcal

- Proteine: 9 g

- Grassi: 10 g

- Carboidrati: 43 g

- Fibre: 8 g

Lista della Spesa:

- Quinoa

- Zucchine

- Peperone rosso

- Peperone giallo

- Cipolla rossa

- Olio d'oliva extra vergine

- Origano secco

- Sale

- Pepe nero macinato fresco

- Basilico fresco

- Prezzemolo fresco

- Mentam fresca

- Limoni

- Formaggio feta (facoltativo)

Perché la ricetta è utile contro l'infiammazione

Questa insalata offre una combinazione di proteine vegetali, fibre e antiossidanti grazie alle verdure arrostite e alla quinoa. Le erbe fresche aggiungono sapore e nutrienti.

RICETTA N. 10: Tofu al curry con verdure al vapore

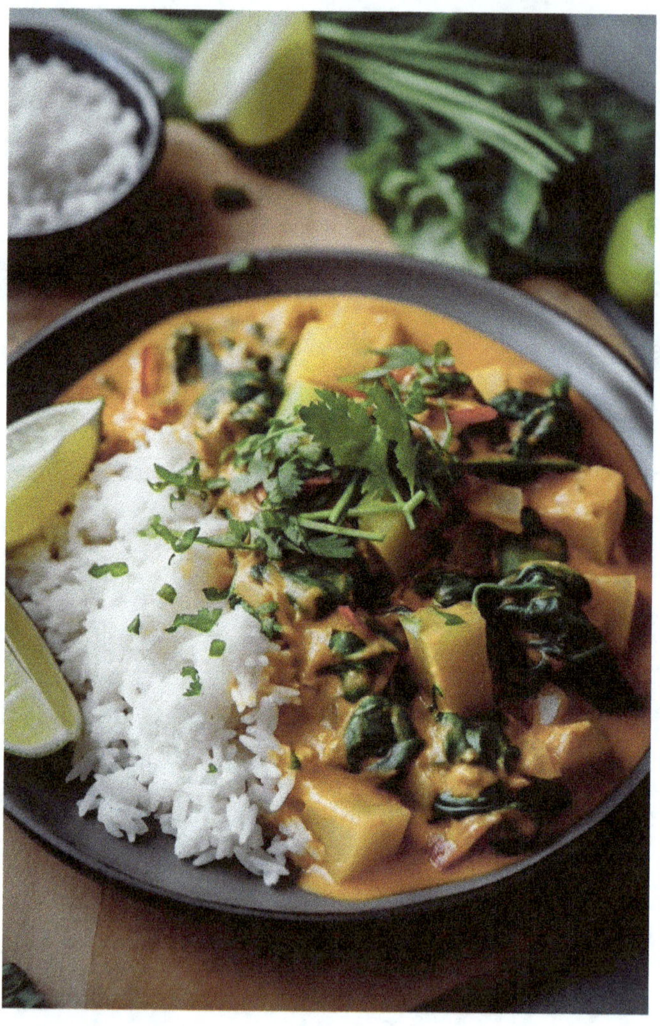

Tempo di Preparazione: 15 minuti

Tempo di Cottura: 20 minuti

Porzioni: 4

Ingredienti e Quantità:

- 400 g di tofu tagliato a cubetti

- 1 cipolla tritata

- 2 spicchi d'aglio tritati

- 2 cucchiaini di pasta di curry verde o rosso

- 1 cucchiaino di curcuma in polvere

- 1 cucchiaino di zenzero fresco grattugiato

- 1 zucchina tagliata a dadini

- 1 carota tagliata a dadini

- 200 g di broccoli divisi in cimette

- 1 lattina di latte di cocco (circa 400 ml)

- 2 cucchiai di olio d'oliva extra vergine

- Sale e pepe nero macinato fresco, a piacere

- Foglie di coriandolo fresco (facoltativo, per guarnire)

- Riso integrale cotto (per servire)

Procedura:

1. In una grande padella, scaldate l'olio d'oliva a fuoco medio. Aggiungete la cipolla tritata, l'aglio tritato, la pasta di curry, la curcuma e lo zenzero grattugiato. Soffriggete per 2-3 minuti o finché le spezie rilasciano il loro aroma.

2. Aggiungete il tofu tagliato a cubetti e cuocete per 4-5 minuti, finché diventa dorato.

3. Aggiungete le zucchine, le carote e i broccoli. Mescolate bene.

4. Versate il latte di cocco nella padella e portate a ebollizione. Riducete il fuoco e lasciate cuocere a fuoco lento per 10-12 minuti o finché le verdure diventano tenere e la salsa si addensa.

5. Condite con sale e pepe a piacere.

6. Servite il tofu al curry con verdure al vapore su del riso integrale cotto e guarnite con foglie di coriandolo fresco se lo desiderate.

Valore Nutrizionale (per porzione):

- Calorie: 320 kcal

- Proteine: 12 g

- Grassi: 23 g

- Carboidrati: 20 g

- Fibre: 4 g

Lista della Spesa:

- Tofu

- Cipolla

- Aglio

- Pasta di curry verde o rossa

- Curcuma in polvere

- Zenzero fresco

- Zucchine

- Carota

- Broccoli

- Latte di cocco in lattina

- Olio d'oliva extra vergine

- Sale

- Pepe nero macinato fresco

- Foglie di coriandolo fresco (facoltativo)

- Riso integrale

Perché la ricetta è utile contro l'infiammazione

Il tofu è una buona fonte di proteine vegetali, mentre le verdure offrono fibre e antiossidanti. Le spezie come il curry e la curcuma hanno proprietà antinfiammatorie.

RICETTA N. 11: Insalata di frutta fresca ed erbe aromatiche

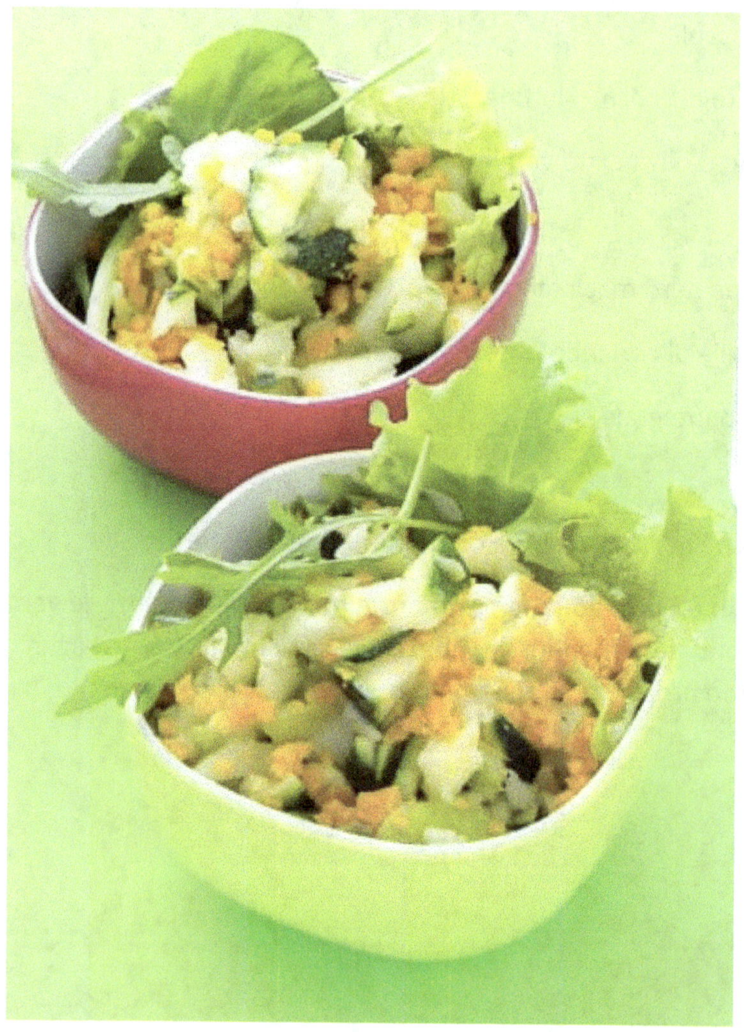

Tempo di Preparazione: 10 minuti

Porzioni: 4

Ingredienti e Quantità:

- 2 mele tagliate a dadini

- 2 pere tagliate a dadini

- 1 tazza di fragole tagliate a pezzetti

- 1 arancia pelata e tagliata a pezzetti

- 1/4 di tazza di foglie di menta fresca, tritate (si può sostituire con prezzemolo)

- Succo di 1 limone

- 1 cucchiaio di miele (facoltativo)

- 1/4 di tazza di noci pecan tostate, tritate (facoltativo)

Procedura:

1. In una ciotola grande unite le mele, le pere, le fragole e l'arancia tagliate a dadini.

2. Aggiungete le foglie di menta fresca (o prezzemolo) e mescolate delicatamente.

3. In un piccolo contenitore, mescolate il succo di limone e il miele (se lo desiderate).

4. Versate il condimento sulla frutta e mescolate bene.

5. Servite l'insalata di frutta fresca e menta con le noci pecan tritate se lo desiderate.

Valore Nutrizionale (per porzione):

- Calorie: 120 kcal

- Proteine: 1 g

- Grassi: 0.5 g

- Carboidrati: 30 g

- Fibre: 5 g

Lista della Spesa:

- Mele

- Pere

- Arance

- Menta fresca

- Limoni

- Miele (facoltativo)

- Noci pecan tostate (facoltativo)

Perché la ricetta è utile contro l'infiammazione

Questa insalata è ricca di frutta fresca e menta, entrambe ricche di antiossidanti e vitamine. Il miele (se utilizzato) offre un tocco di dolcezza senza aumentare l'infiammazione.

RICETTA N. 12: Salmone al forno con asparagi e salsa al limone

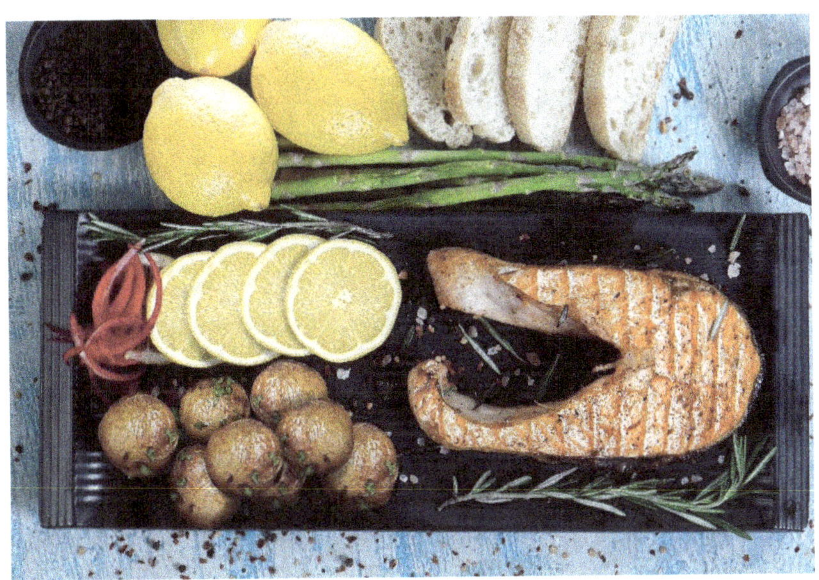

Tempo di Preparazione: 15 minuti

Tempo di Cottura: 20 minuti

Porzioni: 4

Ingredienti e Quantità:

- 4 filetti di salmone (circa 150 g ciascuno)

- 1 mazzo di asparagi leggermente pelati

- 2 cucchiai di olio d'oliva extra vergine

- Succo di 2 limoni

- 2 spicchi d'aglio tritati

- 1 cucchiaino di timo fresco tritato

- Sale e pepe nero macinato fresco, a piacere

- 1 limone tagliato a fette (per guarnire)

Procedura:

1. Preriscaldate il forno a 200°C.

2. In una ciotola, mescolate l'olio d'oliva, il succo di limone, l'aglio tritato e il timo.

3. In una teglia da forno, distribuite uniformemente i filetti di salmone e gli asparagi.

4. Versate il composto di olio d'oliva e limone sopra il salmone e gli asparagi.

5. Condite con sale e pepe a piacere.

6. Cuocete nel forno preriscaldato per 15-20 minuti o finché il salmone si sfalda facilmente con una forchetta.

7. Servite il salmone al forno con asparagi e guarnite con fette di limone.

Valore Nutrizionale (per porzione):

- Calorie: 290 kcal

- Proteine: 25 g

- Grassi: 18 g

- Carboidrati: 10 g

- Fibre: 3 g

Lista della Spesa:

- Filetti di salmone

- Asparagi

- Olio d'oliva extra vergine

- Limoni

- Aglio

- Timo fresco

- Sale

- Pepe nero macinato fresco

Perché la ricetta è utile contro l'infiammazione

Il salmone è una fonte eccellente di omega-3, che possono aiutare a ridurre l'infiammazione. Gli asparagi sono ricchi di antiossidanti e fibre.

RICETTA N. 13: Insalata di Quinoa al mango e avocado

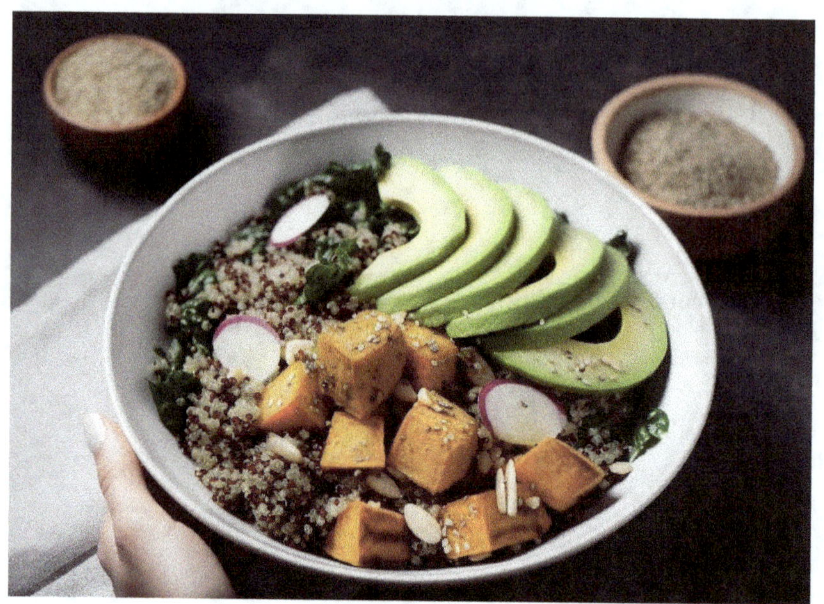

Tempo di Preparazione: 15 minuti

Porzioni: 4

Ingredienti e Quantità:

- 1 tazza di quinoa sciacquata e drenata

- 2 tazze di acqua

- 1 mango maturo, sbucciato e tagliato a dadini

- 1 avocado maturo, sbucciato e tagliato a dadini

- 1/4 di tazza di coriandolo fresco, tritato

- 1/4 di tazza di cipolla rossa tritata finemente

- Succo di 2 lime

- 2 cucchiai di olio d'oliva extra vergine

- Sale e pepe nero macinato fresco, a piacere

Procedura:

1. In una pentola, portate a ebollizione l'acqua e cuocete la quinoa seguendo le istruzioni sulla confezione. Scolate e mettete da parte.

2. In una grande ciotola, unite la quinoa cotta, il mango a dadini, l'avocado a dadini, il coriandolo fresco e la cipolla rossa tritata.

3. In un piccolo contenitore, mescolate il succo di lime e l'olio d'oliva extra vergine.

4. Versate il condimento sopra la miscela di quinoa e frutta e mescolate bene.

5. Condite con sale e pepe a piacere.

6. Servite l'insalata di quinoa al mango e avocado come piatto principale o contorno.

Valore Nutrizionale (per porzione):

- Calorie: 330 kcal

- Proteine: 7 g

- Grassi: 15 g

- Carboidrati: 45 g

- Fibre: 8 g

Lista della Spesa:

- Quinoa

- Mango

- Avocado

- Coriandolo fresco

- Cipolla rossa

- Lime

- Olio d'oliva extra vergine

- Sale

- Pepe nero macinato fresco

Perché la ricetta è utile contro l'infiammazione

Questa insalata è ricca di frutta fresca, quinoa e avocado, tutti ingredienti che contribuiscono a una dieta antinfiammatoria.

RICETTA N. 14: Salsa di pomodoro e basilico con zucchine a spirale

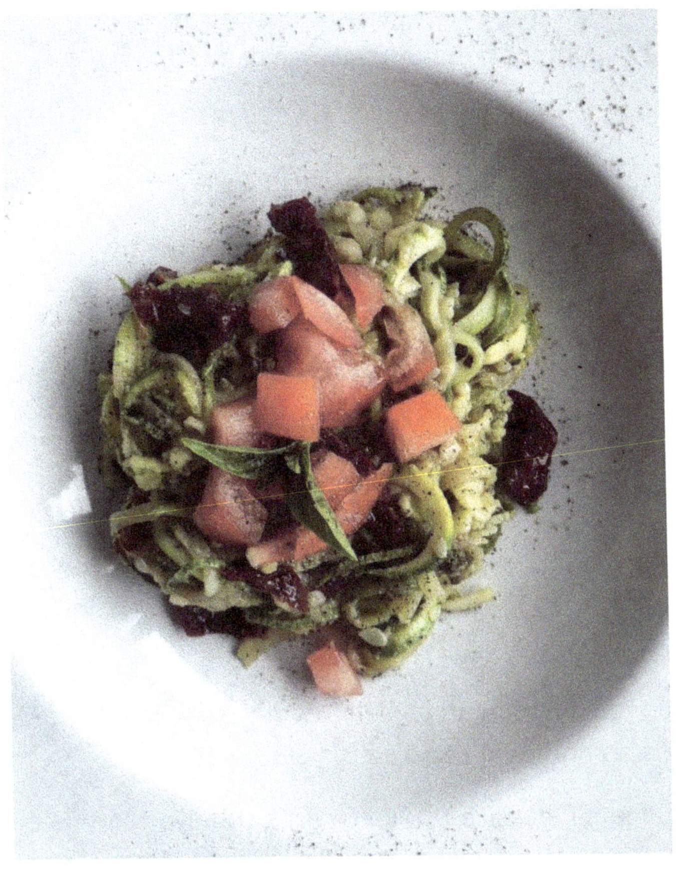

FOTO TRATTA DAL SITO GIALLOZAFFERNO.IT

(https://blog.giallozafferano.it/cucchiaino/zucchini-noodles)

Tempo di Preparazione: 15 minuti

Tempo di Cottura: 15 minuti

Porzioni: 4

Ingredienti e Quantità:

- 4 zucchine medie tagliate a spirale

- 2 tazze di pomodori maturi tagliati a dadini

- 2 spicchi d'aglio tritati

- 1/4 di tazza di basilico fresco tritato

- 2 cucchiai di olio d'oliva extra vergine

- Sale e pepe nero macinato fresco, a piacere

- 1/4 di tazza di parmigiano grattugiato (facoltativo, per guarnire)

Procedura:

1. In una grande padella, scaldate l'olio d'oliva a fuoco medio. Aggiungete l'aglio tritato e rosolate per 1-2 minuti o finché diventa aromatico.

2. Aggiungete i pomodori tagliati a dadini e cuocete per 5-7 minuti o finché i pomodori iniziano a disfarsi.

3. Aggiungete il basilico fresco tritato e condite con sale e pepe a piacere.

4. Aggiungete le zucchine a spirale nella padella e cuocete per 2-3 minuti o finché sono tenere ma ancora croccanti.

5. Servite la salsa di pomodoro e basilico con zucchine a spirale come piatto principale o contorno. Guarnite con formaggio parmigiano grattugiato se lo desiderate.

Valore Nutrizionale (per porzione):

- Calorie: 80 kcal

- Proteine: 2 g

- Grassi: 5 g

- Carboidrati: 7 g

- Fibre: 2 g

Lista della Spesa:

- Zucchine

- Pomodori maturi

- Aglio

- Basilico fresco

- Olio d'oliva extra vergine

- Sale

- Pepe nero macinato fresco

- Formaggio parmigiano grattugiato (facoltativo)

Perché la ricetta è utile contro l'infiammazione

Questa salsa di pomodoro e basilico con zucchine a spirale è un'alternativa leggera alla pasta tradizionale, ricca di antiossidanti e sapore.

RICETTA N. 15: Tofu alla griglia con salsa allo yogurt al limone

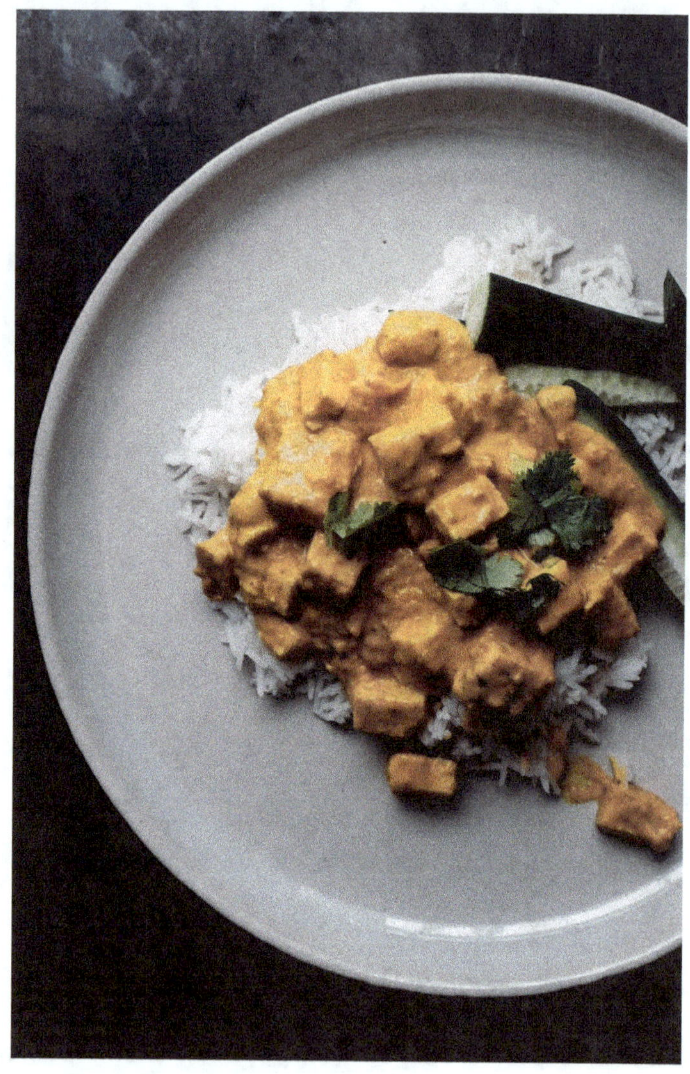

Tempo di Preparazione: 15 minuti

Tempo di Cottura: 10 minuti

Porzioni: 4

Ingredienti e Quantità:

- 400 g di tofu tagliato a fette spesse

- 1 cucchiaio di olio d'oliva extra vergine

- Succo di 1 limone

- 1/2 tazza di yogurt greco

- 1 cucchiaino di zenzero fresco grattugiato

- 1 spicchio d'aglio tritato

- 1/4 di tazza di prezzemolo fresco tritato

- Sale e pepe nero macinato fresco a piacere

- Limoni (fette, per guarnire)

Procedura:

1. In una ciotola, mescolate il succo di limone, lo yogurt greco, lo zenzero grattugiato, l'aglio tritato, il prezzemolo fresco e condite con sale e pepe a piacere. Questa sarà la salsa allo yogurt al limone.

2. Preriscaldate una griglia a fuoco medio-alto.

3. Spennellate le fette di tofu con l'olio d'oliva e cuocete sulla griglia preriscaldata per circa 3-4 minuti da ciascun lato o finché diventano leggermente croccanti e con delle belle linee di grillatura.

4. Servite il tofu alla griglia con la salsa allo yogurt al limone sopra e guarnite con fette di limone.

Valore Nutrizionale (per porzione):

- Calorie: 220 kcal

- Proteine: 15 g

- Grassi: 15 g

- Carboidrati: 7 g

- Fibre: 1 g

Lista della Spesa:

- Tofu

- Olio d'oliva extra vergine

- Limoni

- Yogurt greco

- Zenzero fresco

- Aglio

- Prezzemolo fresco

- Sale

- Pepe nero macinato fresco

Perché la ricetta è utile contro l'infiammazione

Il tofu è una fonte di proteine vegetali e ha un profilo nutrizionale ideale per una dieta antinfiammatoria. La salsa allo yogurt al limone aggiunge sapore e freschezza.

RICETTA N. 16: Insalata di Quinoa e ceci con avocado

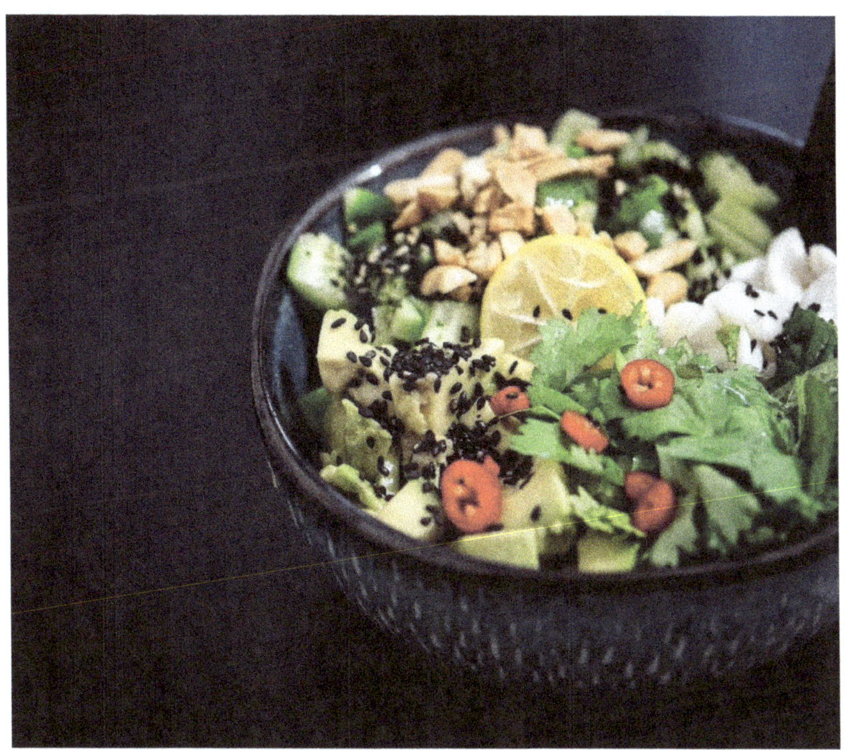

Tempo di Preparazione: 20 minuti

Tempo di Cottura: 15 minuti

Porzioni: 4

Ingredienti e Quantità:

- 1 tazza di quinoa sciacquata e drenata

- 2 tazze di acqua

- 1 lattina (400 g) di ceci sciacquati e sgocciolati

- 1 avocado maturo, sbucciato e tagliato a dadini

- 1/4 di tazza di prezzemolo fresco tritato

- 1/4 di tazza di cipolla rossa tritata finemente

- Succo di 1 limone

- 2 cucchiai di olio d'oliva extra vergine

- Sale e pepe nero macinato fresco, a piacere

Procedura:

1. In una pentola, portate a ebollizione l'acqua e cuocete la quinoa seguendo le istruzioni sulla confezione. Scolate e mettete da parte.

2. In una grande ciotola, unite la quinoa cotta, i ceci sciacquati, l'avocado a dadini, il prezzemolo fresco e la cipolla rossa tritata.

3. Mescolate il succo di limone e l'olio d'oliva extra vergine in un piccolo contenitore e versatelo sopra la miscela di quinoa e ceci.

4. Condite con sale e pepe a piacere.

5. Servite l'insalata di quinoa e ceci con avocado come piatto principale o contorno.

Valore Nutrizionale (per porzione):

- Calorie: 330 kcal

- Proteine: 10 g

- Grassi: 15 g

- Carboidrati: 40 g

- Fibre: 9 g

Lista della Spesa:

- Quinoa

- Ceci in lattina

- Avocado

- Prezzemolo fresco

- Cipolla rossa

- Limone

- Olio d'oliva extra vergine

- Sale

- Pepe nero macinato fresco

Perché la ricetta è utile contro l'infiammazione

Questa insalata combina ingredienti antinfiammatori come la quinoa, i ceci e l'avocado, offrendo un mix di proteine e grassi sani.

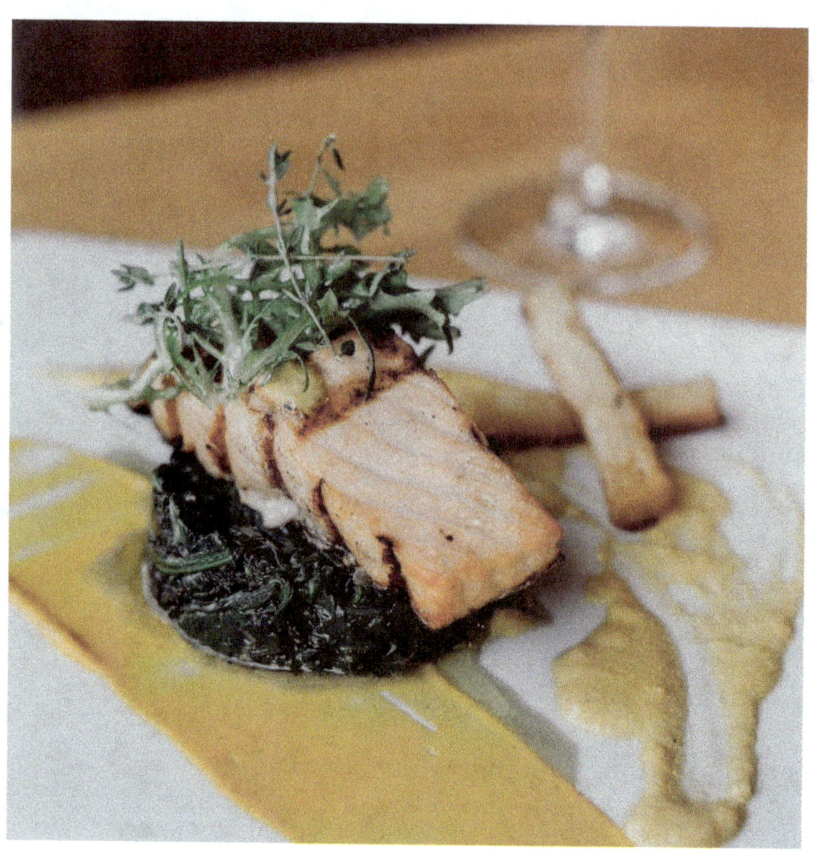

Tempo di Preparazione: 10 minuti

Tempo di Cottura: 12 minuti

Porzioni: 4

Ingredienti e Quantità:

- 4 filetti di salmone (circa 150 g ciascuno)

- 2 cucchiai di olio d'oliva extra vergine

- Succo di 2 limoni

- 2 cucchiaini di zenzero fresco grattugiato

- 2 spicchi d'aglio tritati

- 1/4 di tazza di prezzemolo fresco tritato

- Sale e pepe nero macinato fresco, a piacere

Procedura:

1. Preriscaldate la griglia a fuoco medio-alto.

2. In una ciotola, mescolate l'olio d'oliva, il succo di limone, lo zenzero grattugiato, l'aglio tritato, il prezzemolo fresco e condite con sale e pepe a piacere. Questa sarà la salsa allo zenzero e limone.

3. Spennellate i filetti di salmone con la salsa preparata.

4. Cuocete il salmone sulla griglia preriscaldata per circa 5-6 minuti da ciascun lato o finché il pesce è cotto e ha una bella grigliatura.

5. Servite il salmone alla griglia con salsa allo zenzero e limone come piatto principale.

Valore Nutrizionale (per porzione):

- Calorie: 250 kcal

- Proteine: 25 g

- Grassi: 15 g

- Carboidrati: 3 g

- Fibre: 1 g

Lista della Spesa:

- Filetti di salmone

- Olio d'oliva extra vergine

- Limoni

- Zenzero fresco

- Aglio

- Prezzemolo fresco

- Sale

- Pepe nero macinato fresco

Perché la ricetta è utile contro l'infiammazione

Il salmone è ricco di acidi grassi omega-3, noti per le loro proprietà antinfiammatorie. La salsa allo zenzero e limone aggiunge sapore e freschezza al piatto.

RICETTA N. 18: Insalata di spinaci con noci e mirtilli rossi

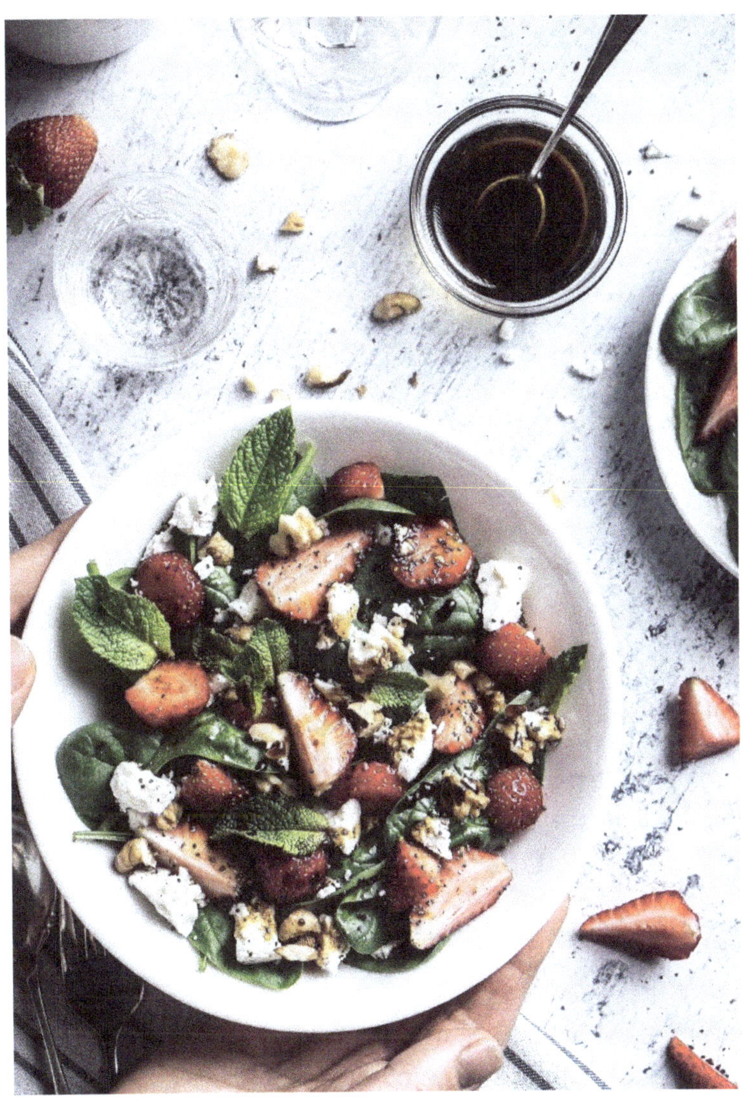

Tempo di Preparazione: 10 minuti

Porzioni: 4

Ingredienti e Quantità:

- 200 g di spinaci freschi

- 1/2 tazza di noci, tostate e tritate grossolanamente

- 1/2 tazza di mirtilli rossi freschi

- 2 cucchiai di olio d'oliva extra vergine

- 1 cucchiaio di aceto balsamico

- 1 cucchiaino di miele (opzionale)

- Sale e pepe nero macinato fresco, a piacere

Procedura:

1. Lavate e asciugate gli spinaci freschi e metteteli in una grande ciotola.

2. Aggiungete le noci tostate e i mirtilli rossi.

3. In una piccola ciotola, mescolate l'olio d'oliva, l'aceto balsamico, il miele (se lo desiderate), il sale e il pepe nero macinato fresco per preparare la vinaigrette.

4. Versate la vinaigrette sull'insalata e mescolate delicatamente per rivestire gli ingredienti.

5. Servite l'insalata di spinaci con noci e mirtilli rossi come contorno o come piatto leggero.

Valore Nutrizionale (per porzione):

- Calorie: 180 kcal

- Proteine: 4 g

- Grassi: 15 g

- Carboidrati: 9 g

- Fibre: 3 g

Lista della Spesa:

- Spinaci freschi

- Noci

- Mirtilli rossi freschi

- Olio d'oliva extra vergine

- Aceto balsamico

- Miele (opzionale)

- Sale

- Pepe nero macinato fresco

Perché la ricetta è utile contro l'infiammazione

Gli spinaci sono ricchi di antiossidanti, le noci forniscono grassi sani e i mirtilli rossi contengono composti antinfiammatori.

RICETTA N. 19. **Pollo alla curcuma e cocco**

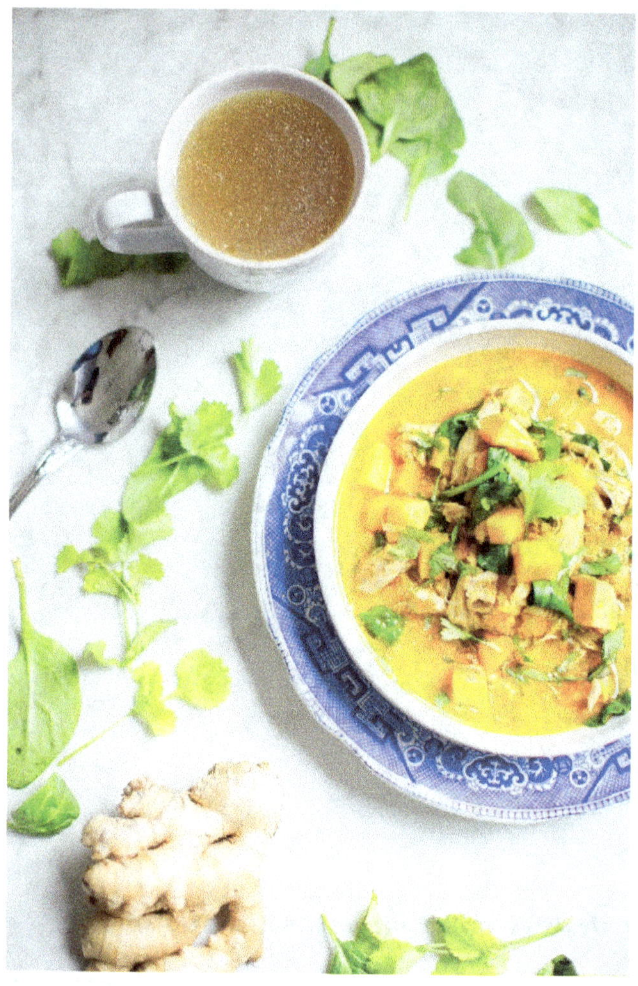

Tempo di Preparazione: 10 minuti

Tempo di Cottura: 25 minuti

Porzioni: 4

Ingredienti e Quantità:

- 4 petti di pollo (circa 150 g ciascuno)

- 2 cucchiaini di curcuma in polvere

- 1 cucchiaino di pepe nero macinato

- 1 tazza di latte di cocco

- 2 cucchiai di olio d'oliva extra vergine

- 1 cipolla tritata

- 2 spicchi d'aglio tritati

- 1 cucchiaino di zenzero fresco grattugiato

- Sale a piacere

- Coriandolo fresco, per guarnire (opzionale)

Procedura:

1. In una ciotola, mescolate la curcuma in polvere e il pepe nero macinato. Passate i petti di pollo in questa miscela, in modo che siano ben ricoperti.

2. In una grande padella, riscaldate l'olio d'oliva a fuoco medio-alto. Aggiungete il pollo e cuocetelo da entrambi i lati fino a quando è dorato.

3. Rimuovete il pollo dalla padella e mettetelo da parte.

4. Nella stessa padella, aggiungete la cipolla tritata, l'aglio e lo zenzero fresco grattugiato. Cuocete per qualche minuto fino a quando diventano morbidi.

5. Versate il latte di cocco nella padella e mescolate bene.

6. Rimettete il pollo nella padella e cuocete per circa 10-15 minuti a fuoco medio-basso o finché il pollo è cotto e la salsa si è addensata.

7. Condite con sale a piacere e guarnite con coriandolo fresco (se lo desiderate).

8. Servite il pollo alla curcuma e cocco con del riso integrale o verdure al vapore.

Valore Nutrizionale (per porzione):

- Calorie: 300 kcal

- Proteine: 25 g

- Grassi: 20 g

- Carboidrati: 6 g

- Fibre: 2 g

Lista della Spesa:

- Petto di pollo

- Curcuma in polvere

- Pepe nero macinato

- Latte di cocco

- Olio d'oliva extra vergine

- Cipolla

- Aglio

- Zenzero fresco

- Sale

- Coriandolo fresco (opzionale)

Perché la ricetta è utile contro l'infiammazione

La curcuma è un potente antinfiammatorio naturale, e il pepe nero aiuta il corpo ad assorbirla meglio. Il latte di cocco aggiunge cremosità e sapore.

RICETTA N. 20: Tofu al curry con verdure

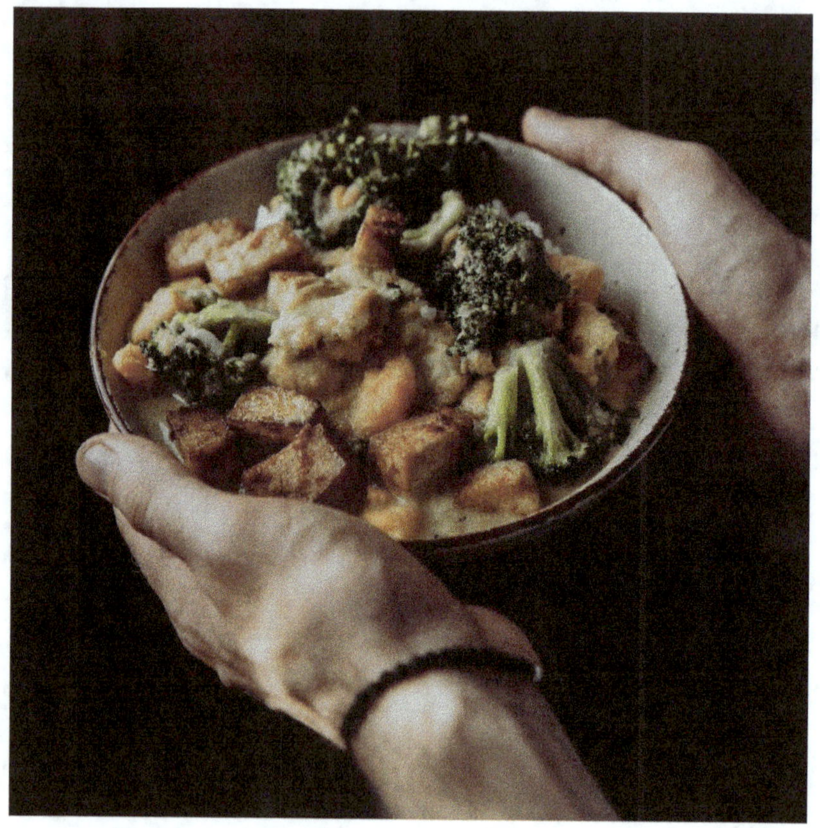

Tempo di Preparazione: 15 minuti

Tempo di Cottura: 20 minuti

Porzioni: 4

Ingredienti e Quantità:

- 350 g di tofu tagliato a cubetti

- 1 cipolla tritata

- 2 spicchi d'aglio tritati

- 2 cucchiaini di curry in polvere

- 1 cucchiaino di curcuma in polvere

- 1 cucchiaino di zenzero fresco grattugiato

- 1 tazza di broccoli, divisi in piccoli fiori

- 1 tazza di carote tagliate a rondelle sottili

- 1 tazza di piselli freschi o surgelati

- 1 tazza di pomodori a cubetti

- 1 tazza di latte di cocco

- 2 cucchiai di olio d'oliva extra vergine

- Sale e pepe nero macinato fresco, a piacere

- Coriandolo fresco, per guarnire (opzionale)

Procedura:

1. Scaldate l'olio d'oliva in una grande padella a fuoco medio.

2. Aggiungete la cipolla tritata e l'aglio e cuocete finché diventano morbidi.

3. Aggiungete il tofu a cubetti e cuocetelo finché è dorato da tutti i lati.

4. Aggiungete il curry in polvere, la curcuma in polvere e lo zenzero fresco grattugiato. Mescolate bene per far amalgamare gli aromi.

5. Aggiungete le verdure: broccoli, carote, piselli e pomodori. Mescolate bene e cuocete per alcuni minuti.

6. Versate il latte di cocco nella padella, riducete il calore e lasciate cuocere per circa 10-15 minuti o finché le verdure sono tenere.

7. Condite con sale e pepe a piacere.

8. Guarnite con coriandolo fresco (se lo desiderate).

9. Servite il tofu al curry con verdure con del riso integrale o quinoa.

Valore Nutrizionale (per porzione):

- Calorie: 280 kcal

- Proteine: 15 g

- Grassi: 20 g

- Carboidrati: 16 g

- Fibre: 6 g

Lista della Spesa:

- Tofu

- Cipolla

- Aglio

- Curry in polvere

- Curcuma in polvere

- Zenzero fresco

- Broccoli

- Carote

- Piselli freschi o surgelati

- Pomodori a cubetti

- Latte di cocco

- Olio d'oliva extra vergine

- Sale

- Pepe nero macinato fresco

- Coriandolo fresco (opzionale)

Perché la ricetta è utile contro l'infiammazione

Le spezie come il curry e la curcuma hanno proprietà antinfiammatorie, mentre le verdure forniscono antiossidanti e fibre.

RICETTA N. 21: Insalata di Quinoa al pesto di avocado

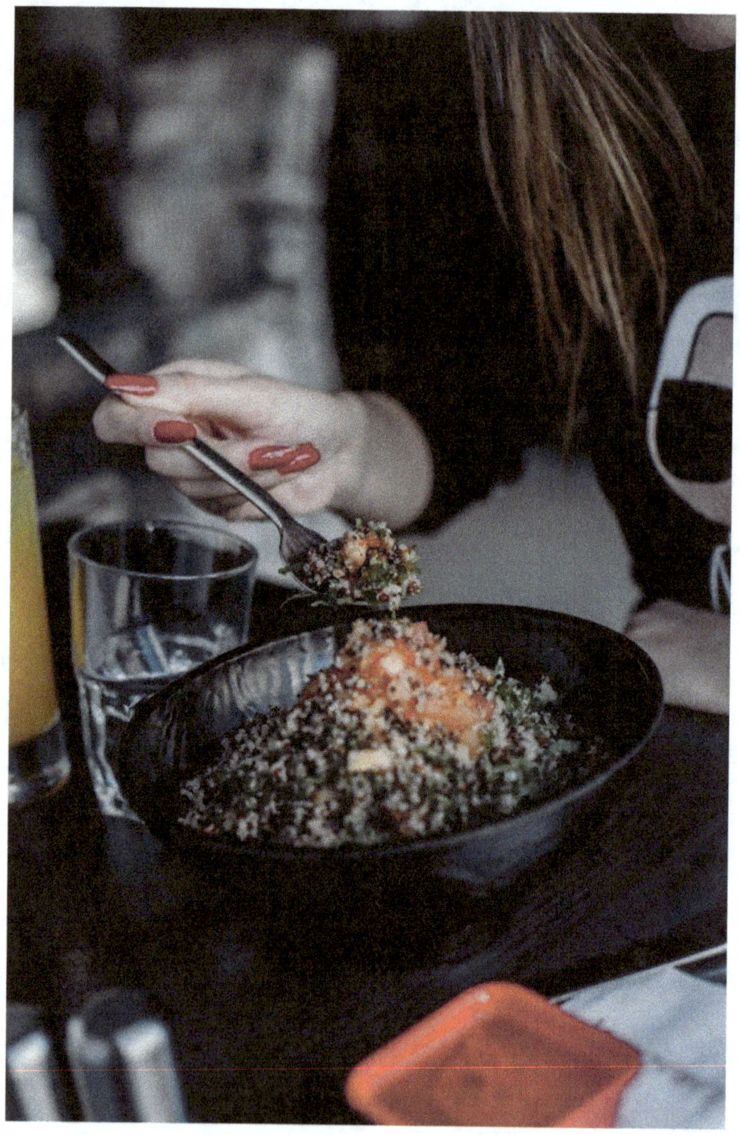

Tempo di Preparazione: 15 minuti

Tempo di Cottura: 15 minuti

Porzioni: 4

Ingredienti e Quantità:

- 1 tazza di quinoa

- 2 tazze di acqua

- 2 avocado maturi

- 1 limone, succo

- 2 tazze di rucola fresca

- 1/2 tazza di noci tostate, tritate grossolanamente

- 1/4 di tazza di basilico fresco

- 1/4 di tazza di prezzemolo fresco

- 2 cucchiai di olio d'oliva extra vergine

- 1 spicchio d'aglio

- Sale e pepe nero macinato fresco, a piacere

Procedura:

1. In un pentolino, portate a ebollizione 2 tazze d'acqua e aggiungete la quinoa. Riducete il calore, coprite e lasciate cuocere per circa 15 minuti o finché la quinoa è tenera e l'acqua è stata assorbita. Spegnete il fuoco e lasciate riposare per 5 minuti. Fluffate la quinoa con una forchetta e lasciatela raffreddare.

2. Nel frattempo, preparate il pesto di avocado. In un frullatore, unite la polpa degli avocado, il succo di limone, la rucola, le noci

tostate, il basilico fresco, il prezzemolo fresco, l'olio d'oliva, l'aglio, il sale e il pepe. Frullate fino a ottenere una consistenza cremosa.

3. In una grande ciotola, mescolate la quinoa cotta con il pesto di avocado. Mescolate bene per rivestire la quinoa.

4. Servite l'insalata di quinoa al pesto di avocado come piatto principale o contorno.

Valore Nutrizionale (per porzione):

- Calorie: 350 kcal

- Proteine: 7 g

- Grassi: 26 g

- Carboidrati: 28 g

- Fibre: 8 g

Lista della Spesa:

- Quinoa

- Avocado

- Limone

- Rucola fresca

- Noci tostate

- Basilico fresco

- Prezzemolo fresco

- Olio d'oliva extra vergine

- Aglio

- Sale

- Pepe nero macinato fresco

Perché la ricetta è utile contro l'infiammazione

L'avocado fornisce grassi sani, mentre la quinoa è una fonte di carboidrati integrali. Il pesto di avocado contiene ingredienti ricchi di antiossidanti.

RICETTA N. 22: Salmone alla griglia con salsa di avocado e limone

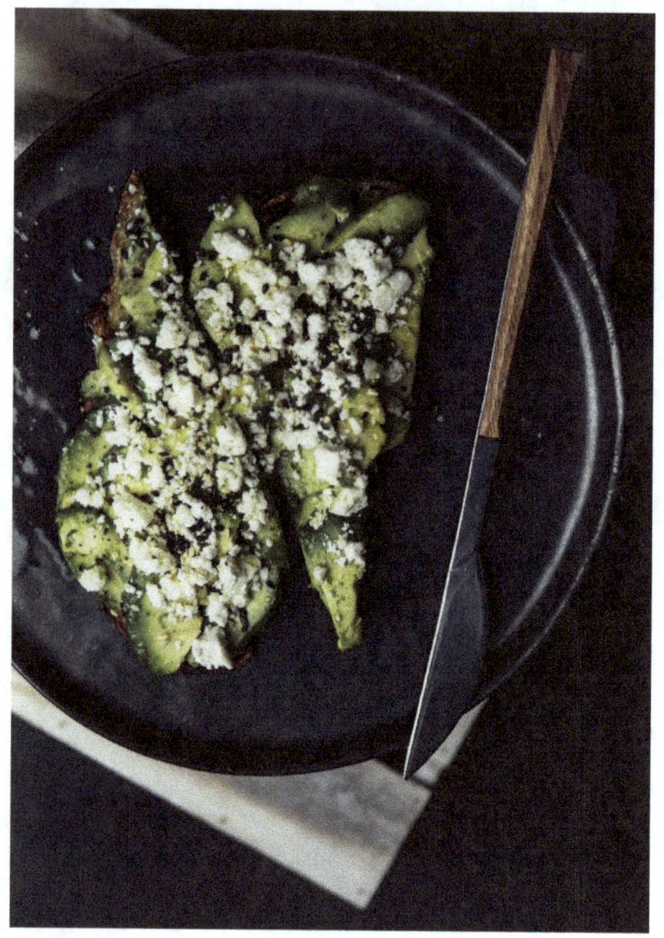

Tempo di Preparazione: 15 minuti

Tempo di Cottura: 10 minuti

Porzioni: 4

Ingredienti e Quantità:

- 4 filetti di salmone

- 2 avocado maturi

- 1 limone, succo

- 2 cucchiai di olio d'oliva extra vergine

- 2 spicchi d'aglio tritati

- 1/4 di tazza di prezzemolo fresco tritato

- Sale e pepe nero macinato fresco, a piacere

Procedura:

1. Preriscaldate la griglia a fuoco medio-alto.

2. In una ciotola, schiacciate la polpa degli avocado e mescolate con il succo di limone, l'olio d'oliva, l'aglio, il prezzemolo, il sale e il pepe per preparare la salsa.

3. Spennellate i filetti di salmone con un po' di olio d'oliva extra vergine e conditeli con sale e pepe.

4. Grigliate il salmone per circa 4-5 minuti per lato o finché è cotto a puntino.

5. Servite il salmone alla griglia con la salsa di avocado e limone sopra.

Valore Nutrizionale (per porzione):

- Calorie: 400 kcal

- Proteine: 30 g

- Grassi: 27 g

- Carboidrati: 12 g

- Fibre: 8 g

Lista della Spesa:

- Filetti di salmone

- Avocado

- Limone

- Olio d'oliva extra vergine

- Aglio

- Prezzemolo fresco

- Sale

- Pepe nero macinato fresco

Perché la ricetta è utile contro l'infiammazione

Il salmone è una fonte di acidi grassi omega-3 che hanno proprietà antinfiammatorie. L'avocado fornisce grassi sani e il limone è ricco di vitamina C, un importante antiossidante.

RICETTA N. 23: Pollo al curry con latte di cocco

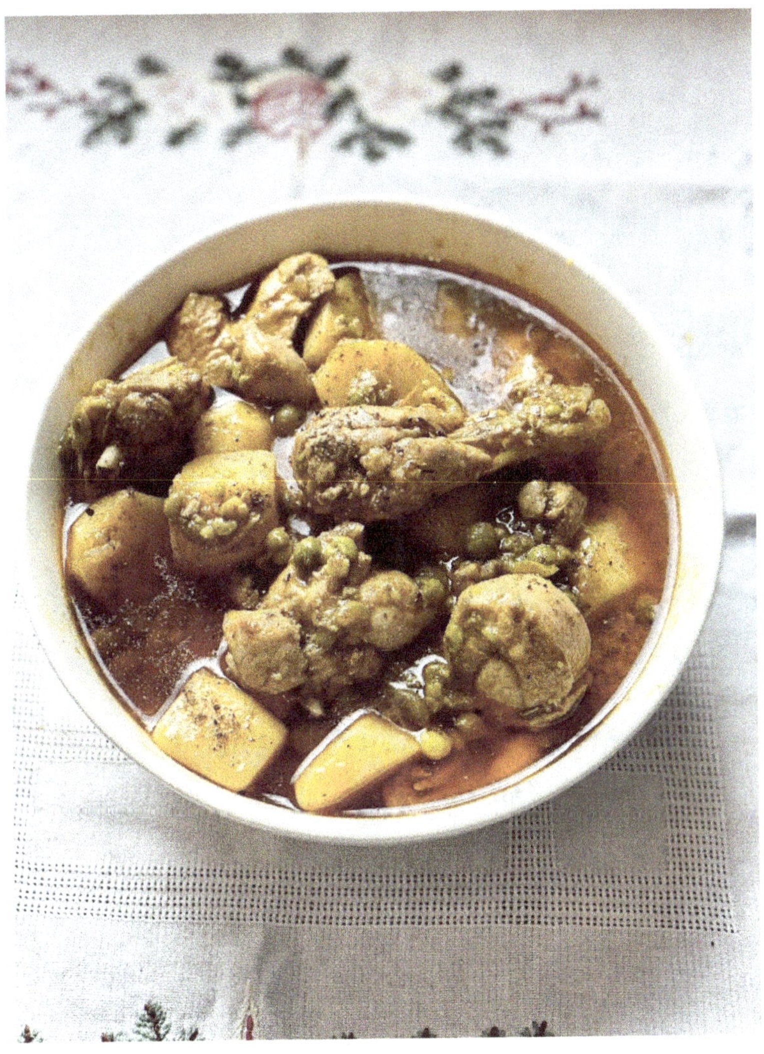

Tempo di Preparazione: 15 minuti

Tempo di Cottura: 25 minuti

Porzioni: 4

Ingredienti e Quantità:

- 500 g di petto di pollo, tagliato a cubetti

- 1 cipolla tritata

- 2 spicchi d'aglio tritati

- 2 cucchiaini di curry in polvere

- 1 cucchiaino di curcuma in polvere

- 1 cucchiaino di zenzero fresco grattugiato

- 1 tazza di broccoli, divisi in piccoli fiori

- 1 tazza di carote, tagliate a rondelle sottili

- 1 tazza di piselli freschi o surgelati

- 1 tazza di pomodori a cubetti

- 1 tazza di latte di cocco

- 2 cucchiai di olio d'oliva extra vergine

- Sale e pepe nero macinato fresco, a piacere

- Coriandolo fresco, per guarnire (opzionale)

Procedura:

1. Scaldate l'olio d'oliva in una grande padella a fuoco medio.

2. Aggiungete la cipolla tritata e l'aglio e cuocete finché diventano morbidi.

3. Aggiungete il pollo a cubetti e cuocetelo finché è dorato da tutti i lati.

4. Aggiungete il curry in polvere, la curcuma in polvere e lo zenzero fresco grattugiato. Mescolate bene per far amalgamare gli aromi.

5. Aggiungete le verdure: broccoli, carote, piselli e pomodori. Mescolate bene e cuocete per alcuni minuti.

6. Versate il latte di cocco nella padella, riducete il calore e lasciate cuocere per circa 10-15 minuti o finché le verdure sono tenere.

7. Condite con sale e pepe a piacere.

8. Guarnite con coriandolo fresco (se lo desiderate).

9. Servite il pollo al curry con latte di cocco con del riso integrale o quinoa.

Valore Nutrizionale (per porzione):

- Calorie: 320 kcal

- Proteine: 25 g

- Grassi: 18 g

- Carboidrati: 18 g

- Fibre: 5 g

Lista della Spesa:

- Petto di pollo

- Cipolla

- Aglio

- Curry in polvere

- Curcuma in polvere

- Zenzero fresco

- Broccoli

- Carote

- Piselli freschi o surgelati

- Pomodori a cubetti

- Latte di cocco

- Olio d'oliva extra vergine

- Sale

- Pepe nero macinato fresco

- Coriandolo fresco (opzionale)

Perché la ricetta è utile contro l'infiammazione

Il curry contiene curcuma, che ha potenti proprietà antinfiammatorie. Il latte di cocco aggiunge grassi sani, mentre le verdure contribuiscono con antiossidanti e fibre.

RICETTA N. 24: Insalata di Quinoa con verdure grigliate

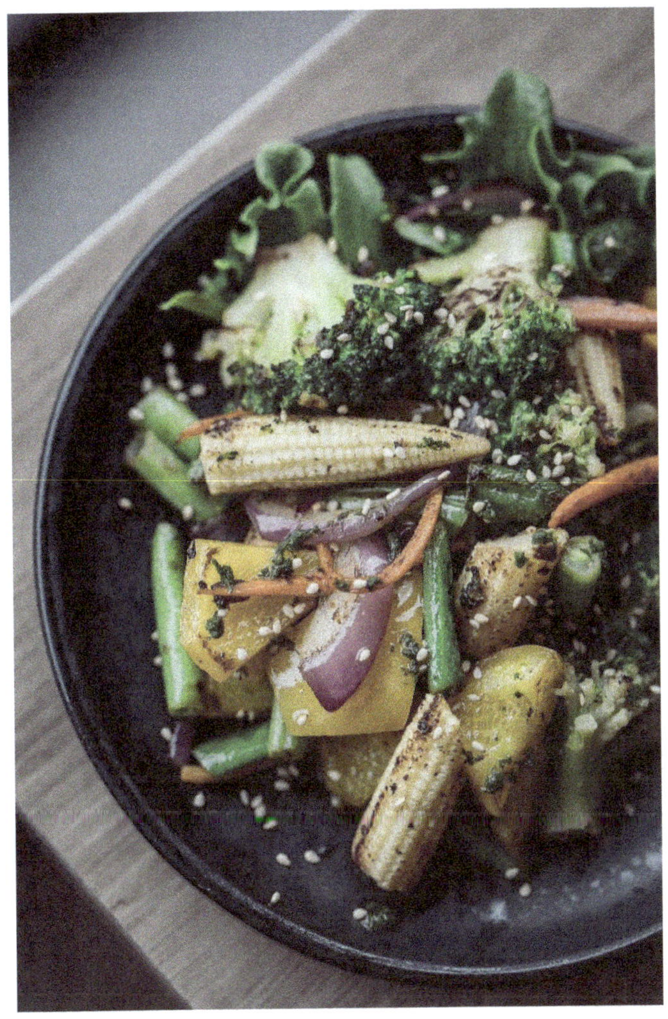

Tempo di Preparazione: 20 minuti

Tempo di Cottura: 15 minuti (per le verdure grigliate)

Porzioni: 4

Ingredienti e Quantità:

- 1 tazza di quinoa

- 2 tazze d'acqua

- 2 zucchine tagliate a fette sottili

- 1 peperone rosso tagliato a strisce

- 1 peperone giallo tagliato a strisce

- 1 cipolla rossa tagliata a fette

- 1 tazza di pomodori ciliegia tagliati a metà

- 1/4 di tazza di basilico fresco tritato

- 1/4 di tazza di prezzemolo fresco tritato

- 2 cucchiai di olio d'oliva extra vergine

- 2 cucchiai di aceto balsamico

- Sale e pepe nero macinato fresco, a piacere

Procedura:

1. Risciacquate bene la quinoa sotto acqua fredda e scolatela.

2. In una pentola, portate l'acqua a ebollizione. Aggiungete la quinoa, riducete il calore a basso e coprite. Cuocete per 15 minuti o finché la quinoa assorbe tutta l'acqua. Togliete dal fuoco e lasciate riposare per 5 minuti prima di sgranare con una forchetta.

3. Preriscaldate una griglia o una padella antiaderente a fuoco medio-alto.

4. Spennellate le fette di zucchine, le strisce di peperone e le fette di cipolla con olio d'oliva e grigliate per circa 3-4 minuti per lato o finché sono ben marcate e tenere.

5. In una grande ciotola, mescolate la quinoa cotta, le verdure grigliate, i pomodori ciliegia, il basilico e il prezzemolo.

6. Condite con olio d'oliva extra vergine, aceto balsamico, sale e pepe a piacere.

7. Servite l'insalata di quinoa con verdure grigliate come piatto principale o contorno.

Valore Nutrizionale (per porzione):

- Calorie: 280 kcal

- Proteine: 7 g

- Grassi: 10 g

- Carboidrati: 40 g

- Fibre: 6 g

Lista della Spesa:

- Quinoa

- Zucchine

- Peperone rosso

- Peperone giallo

- Cipolla rossa

- Pomodori ciliegia

- Basilico fresco

- Prezzemolo fresco

- Olio d'oliva extra vergine

- Aceto balsamico

- Sale

- Pepe nero macinato fresco

Perché la ricetta è utile contro l'infiammazione

La quinoa è una fonte di carboidrati integrali, mentre le verdure grigliate contribuiscono con antiossidanti e fibre.

RICETTA N. 25: Polpette di tacchino al curry

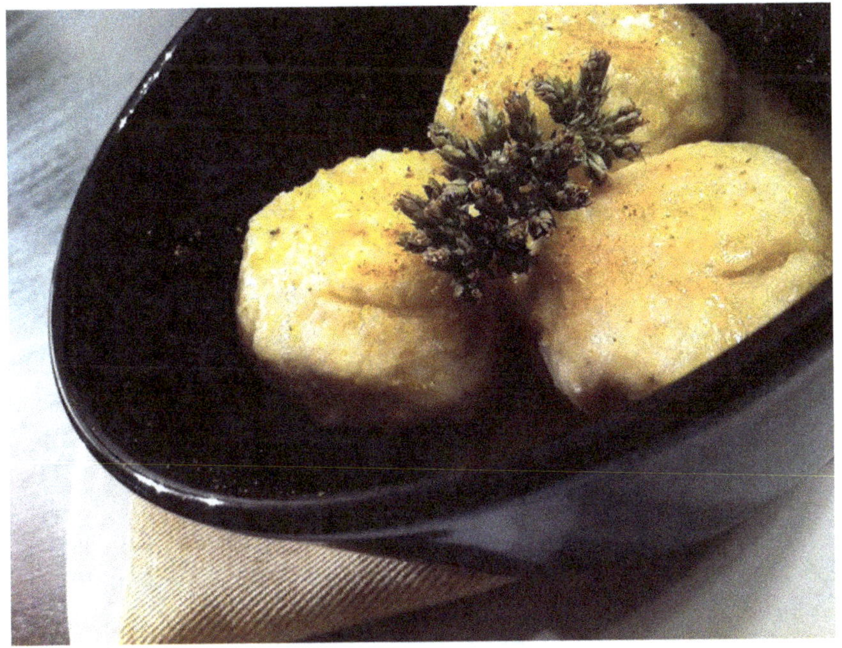

FOTO TRATTA DAL SITO COOKINAROUND.COM (https://www.cookinaround.com/secondi-piatti/polpettine-di-pollo-e-tacchino-al-curry-con-salsa-allo-yogurt/)

Tempo di Preparazione: 15 minuti

Tempo di Cottura: 20 minuti

Porzioni: 4

Ingredienti e Quantità:

- 500 g di carne di tacchino macinata

- 1/2 cipolla tritata

- 2 spicchi d'aglio tritati

- 1 cucchiaio di curry in polvere

- 1 cucchiaino di curcuma in polvere

- 1/4 di tazza di prezzemolo fresco tritato

- Sale e pepe nero macinato fresco, a piacere

- 2 cucchiai di olio d'oliva extra vergine

- 1/4 di tazza di yogurt greco naturale

- Limone, per guarnire (opzionale)

Procedura:

1. In una ciotola grande, mescolate la carne di tacchino macinata, la cipolla tritata, l'aglio tritato, il curry in polvere, la curcuma in polvere e il prezzemolo fresco. Aggiungete sale e pepe a piacere.

2. Formate delle polpette di tacchino dalla miscela e mettetele su un piatto.

3. Scaldate l'olio d'oliva in una grande padella antiaderente a fuoco medio.

4. Cuocete le polpette di tacchino per circa 4-5 minuti per lato o finché sono ben cotte.

5. Nel frattempo, mescolate lo yogurt greco con un po' di succo di limone fresco per preparare una salsa.

6. Servite le polpette di tacchino al curry con la salsa di yogurt e guarnite con fettine di limone (se lo desiderate).

Valore Nutrizionale (per porzione):

- Calorie: 220 kcal

- Proteine: 25 g

- Grassi: 10 g

- Carboidrati: 7 g

- Fibre: 2 g

Lista della Spesa:

- Carne di tacchino macinata

- Cipolla

- Aglio

- Curry in polvere

- Curcuma in polvere

- Prezzemolo fresco

- Sale

- Pepe nero macinato fresco

- Olio d'oliva extra vergine

- Yogurt greco naturale

- Limone (opzionale)

Perché la ricetta è utile contro l'infiammazione

Il curry e la curcuma in polvere contengono curcumina, un potente antinfiammatorio naturale. Il tacchino è una carne magra che fornisce proteine di alta qualità.

Ricetta speciale: insalata mediterranea antinfiammatoria

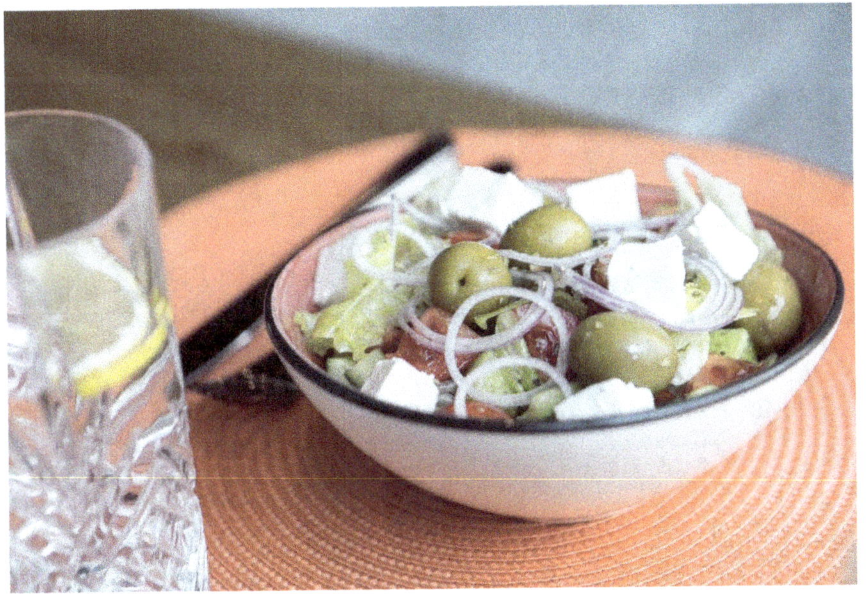

Tempo di preparazione: 20 minuti

Porzioni: 4

Ingredienti e quantità:

- 200g di pomodorini ciliegia, tagliati a metà

- 1 cetriolo tagliato a cubetti

- 1 peperone rosso tagliato a strisce

- 1 cipolla rossa affettata sottilmente

- 200g di feta sbriciolata

- 100g di olive nere o verdi

- 1 mazzetto di basilico fresco tritato

- 3 cucchiai di olio d'oliva extravergine

- 2 cucchiai di aceto balsamico

- 2 carote

- Sale e pepe q.b.

Valore nutrizionale (per porzione):

Calorie: 250 kcal

Proteine: 6 g

Grassi: 16 g

Carboidrati: 20 g

Lista della spesa:

Pomodorini ciliegia

Cetriolo

peperone rosso

cipolla rossa

carote

feta

olive nere

basilico fresco

olio d'oliva extravergine

aceto balsamico

Perché questa ricetta fa bene anche a stomaco e intestino

Questa insalata è un perfetto esempio di dieta mediterranea, ricca di alimenti freschi e naturali. I pomodorini forniscono licopene, un potente antiossidante che può contribuire a ridurre l'infiammazione e supportare la salute dello stomaco e dell'intestino. Inoltre, l'olio d'oliva extravergine è noto per promuovere la salute gastrointestinale grazie alle sue proprietà anti-infiammatorie e alle sue qualità idratanti. Il basilico fresco aggiunge un tocco di freschezza e sapore, mentre le olive forniscono grassi monoinsaturi e fibre benefiche per il sistema digestivo.

LA MIA DOLCE PROPOSTA: Torta al cioccolato e banana senza zucchero (con eritritolo)

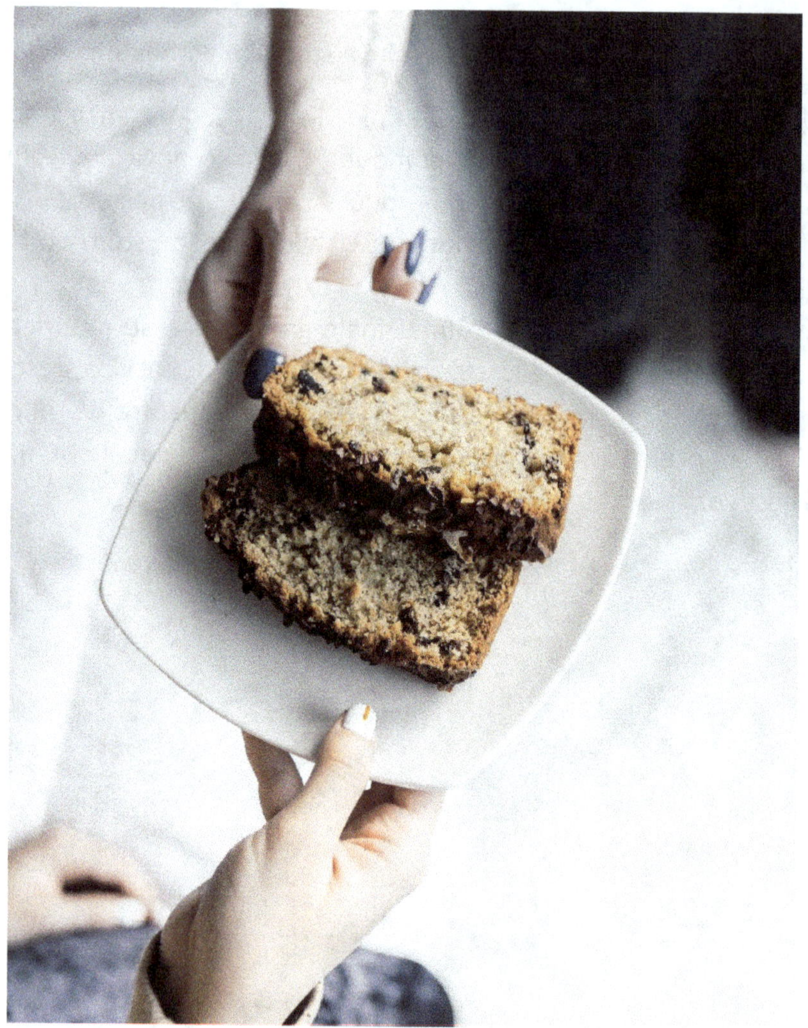

Tempo di Preparazione: 15 minuti

Tempo di Cottura: 35 minuti

Porzioni: 8

Ingredienti e Quantità:

- 2 banane mature

- 2 uova

- 1/2 tazza di farina di mandorle

- 1/4 di tazza di cacao in polvere senza zucchero

- 1 cucchiaino di lievito in polvere

- 1 cucchiaino di bicarbonato di sodio

- 1 cucchiaino di estratto di vaniglia

- Una presa di sale

- 1/4 di tazza di eritritolo (o stevia a scelta)

- 1/4 di tazza di gocce di cioccolato fondente al 70% di cacao (senza zucchero aggiunto)

- Noci o nocciole tritate per guarnire (opzionale)

Procedura:

1. Preriscaldate il forno a 180°C (350°F) e rivestite una teglia da forno con carta pergamena.

2. In una ciotola grande, schiacciate le banane mature con una forchetta fino a ottenere una consistenza cremosa.

3. Aggiungete le uova, l'estratto di vaniglia e l'eritritolo alle banane schiacciate, e mescolate bene.

4. In un'altra ciotola, mescolate la farina di mandorle, il cacao in polvere, il lievito in polvere, il bicarbonato di sodio e il sale.

5. Unite gli ingredienti secchi al composto di banane ed uova ed eritritolo e mescolate fino a ottenere un impasto omogeneo.

6. Aggiungete le gocce di cioccolato fondente all'impasto e mescolate delicatamente.

7. Versate l'impasto nella teglia preparata e livellatelo.

8. Se desiderate, aggiungete noci o nocciole tritate sulla superficie.

9. Infornate per circa 35 minuti o fino a quando uno stuzzicadenti inserito nel centro esce pulito.

10. Lasciate raffreddare prima di tagliare a fette e servire.

Valore Nutrizionale (per porzione):

- Calorie: 160 kcal

- Proteine: 6 g

- Grassi: 11 g

- Carboidrati: 14 g

- Fibre: 3 g

Lista della Spesa:

- Banane mature

- Uova

- Farina di mandorle

- Cacao in polvere senza zucchero

- Lievito in polvere

- Bicarbonato di sodio

- Estratto di vaniglia

- Sale

- Eritritolo (o stevia a scelta)

- Gocce di cioccolato fondente al 70% di cacao (senza zucchero aggiunto)

- Noci o nocciole (opzionale)

Perché la ricetta è utile contro l'infiammazione

Questa torta al cioccolato e banana è priva di zucchero aggiunto e utilizza l'eritritolo come dolcificante, il quale ha un basso impatto sull'infiammazione rispetto allo zucchero tradizionale. Gli ingredienti come le mandorle, il cacao e le banane contribuiscono a rendere questa torta una scelta antinfiammatoria.

Conclusioni

Spero che queste ricette vi ispirino a esplorare la cucina antinfiammatoria durante tutte le stagioni dell'anno, e che possiate gustare piatti deliziosi che favoriscono la vostra salute generale. Sono certo che, dopo aver visto quali sono gli ingredienti "buoni", sarete in grado di realizzare da soli ricette sfiziose e salutari.

Nel prossimo capitolo, invece, vedremo cosa fare quando non possiamo metterci noi ai fornelli per preparare qualche ricetta antinfiammatoria.

CAPITOLO 8

DALLA TAVOLA AL RISTORANTE: MANGIARE FUORI IN MODO SALUTARE

Mangiare fuori può essere un'esperienza piacevole e sociale, ma può rappresentare una sfida per chi cerca di seguire una dieta antinfiammatoria. È importante fare scelte oculate e informate, considerando quali cibi possono contribuire all'infiammazione e quali possono promuovere la tua salute. In questo capitolo esploreremo quali tipi di ristoranti o locali sono migliori per chi segue una dieta antinfiammatoria e come affrontare situazioni speciali come grandi ricevimenti.

Scelte Alimentari Negative e Alternative Salutari

Pizza, Hamburger e Fast Food: evita le catene di fast food che spesso servono alimenti ricchi di grassi saturi, zuccheri aggiunti e ingredienti altamente processati. La pizza e gli hamburger possono essere particolarmente problematici a causa della carne rossa e delle salse ad alto contenuto calorico, oltre al fatto che le farine utilizzate sono molto raffinate. Nel caso della pizza ci sarebbe pure da considerare l'utilizzo di lieviti "super" che amplificano i danni del più comune lievito di birra. Difatti, questi lieviti alterano negativamente la flora intestinale, ci fanno sentire più deboli e anche più gonfi.

Alternative Salutari: cerca ristoranti che offrono alternative più salutari come insalate personalizzabili, panini con carne magra o opzioni di pollo alla griglia. Alcuni fast food ora offrono anche insalate e alternative a basso contenuto calorico, quindi fai una ricerca prima di andare. Si possono anche trovare pizzerie che usano farine integrali o farine di grani antichi ovvero farine alternative come la farina di farro. Rimarrebbe il problema del lievito, ma se proprio dobbiamo trasgredire preferiamo un pizza con tali farine. In generale, optate per una pizza con una crosta sottile, ingredienti freschi come pomodori e verdure e limita il formaggio. Una pizza con verdure grigliate e un filo d'olio d'oliva può essere una scelta decente.

Aperitivi, Apericena e Bevande

Gli aperitivi e l'apericena sono spesso un'occasione per socializzare, ma possono portare a scelte alimentari poco salutari. In queste occasioni evitate cibi fritti, salumi e formaggi eccessivamente grassi. Optate invece per stuzzichini a base di verdure e hummus o noci.

Le bibite gassate e zuccherate dovrebbero essere limitate al minimo. Preferisci l'acqua naturale, le infusioni di erbe o le bevande analcoliche senza zucchero.

Anche il caffè e i digestivi possono essere parte dell'esperienza culinaria, ma evita di esagerare. Un caffè senza zucchero o un digestivo come il limoncello possono essere opzioni moderate.

Differenze tra Mangiare a Casa e Mangiare Fuori

Mangiare a casa ci offre il controllo completo degli ingredienti e delle porzioni. Potete preparare pasti antinfiammatori con ingredienti freschi e cucinare in modo sano. Mangiare fuori, d'altra parte, vi espone a cibi spesso più elaborati e a porzioni più generose.

La chiave per mangiare fuori in modo salutare è la consapevolezza. Scegliete con attenzione il luogo in cui mangiare, leggete i menu con attenzione e siate consapevoli delle vostre scelte. Anche se occasionalmente potreste concedervi qualche indulgenza, cercate sempre di mantenere un equilibrio tra il godimento del cibo e il mantenimento della salute.

Affidiamoci sempre ad una regola chiave quando usciamo di casa per mangiare: scegliamo cibi ricchi di nutrienti e il meno possibile cibi altamente processati.

CAPITOLO 9

RAGGIUNGERE IL BENESSERE: CONCLUSIONI E PROSPETTIVE FUTURE

Durante il nostro viaggio attraverso il mondo della dieta antinfiammatoria, abbiamo scoperto come questo approccio nutrizionale possa giocare un ruolo cruciale nel migliorare il nostro benessere generale. Il rinomato biochimico e nutrizionista prof. T. Colin Campbell sostiene che l'unica dieta veramente salutare per il nostro organismo è quella caratterizzata da cibi vegetali e integrali, priva di derivati di animali e da prodotti raffinati. E proprio in queste pagine del libro, abbiamo appreso a distinguere i cibi che possono scatenare l'infiammazione nel nostro organismo da quelli in grado di contribuire alla sua mitigazione.

Prospettive Future

Il futuro della dieta antinfiammatoria si configura come un campo affascinante e in continua evoluzione. Ricerche emergenti indicano che l'inquinamento ambientale e i cambiamenti climatici possono influenzare la qualità degli alimenti che consumiamo. Pertanto, diventa fondamentale essere consapevoli delle fonti alimentari e della loro provenienza, cercando sempre di privilegiare cibi locali e sostenibili, capaci di promuovere sia la nostra salute che quella del pianeta.

Inoltre, la nostra vita moderna è spesso caratterizzata da alti livelli di stress, una scarsa attività fisica e disturbi del sonno, fattori che possono contribuire all'infiammazione cronica. È di vitale importanza impegnarsi nella riduzione dello stress attraverso pratiche come la meditazione (o la preghiera per i credenti), l'esercizio fisico regolare e una gestione oculata del tempo.

Infine, coinvolgere i nostri figli in un percorso di salute è di cruciale importanza. Educare le nuove generazioni alla dieta antinfiammatoria può contribuire a sviluppare in loro abitudini alimentari sane fin dalla giovane età. In tutto il mondo, i bambini spesso sono attratti da cibi che sono ricchi di zuccheri aggiunti, grassi saturi e ingredienti altamente processati. Questi alimenti, sebbene possano sembrare deliziosi, possono avere effetti negativi sulla loro salute generale e sul loro benessere. Diamo un'occhiata veloce a alcuni di questi alimenti tentatori:

1. *Brioche e Croissant*: questi dolci peccati sono amati da molti bambini per la loro consistenza soffice e il loro sapore dolce. Tuttavia, sono spesso ricchi di zuccheri e grassi poco salutari, oltre a essere poveri di nutrienti.

2. *Toast con creme e marmellata*: il classico pane tostato con burro d'arachidi o marmellata è un'altra scelta popolare. Ma molte marche di creme spalmabili e confetture contengono quantità abnormi di zuccheri aggiunti e grassi idrogenati.

3. *Wafer e Cioccolatini*: Questi snack croccanti e dolci sono irresistibili per i bambini, ma sono spesso carichi di zuccheri e ingredienti artificiali.

4. *Caramelle varie*: dai chewing-gum alle piccole caramelle supercolorate, questi dolciumi sono una passione per i più piccoli.

Ma l'alto contenuto di zuccheri può avere un impatto negativo sulla loro salute dentale e sulle fluttuazioni di energia, oltre al fatto che predispongono i bambini ad essere dei potenziali obesi e diabetici nel futuro; senza dimenticare i danni che si vanno a creare all'intestino che è la base del nostro sistema immunitario.

5. *Biscotti industriali*: insieme alle brioche, i biscotti confezionati sono il cibo comuni nelle dispense delle famiglie dove ci sono bambini. Tuttavia, sono spesso ricchi di grassi saturi, zuccheri raffinati e conservanti, tutta roba deleteria e altamente infiammante per il nostro organismo.

Ovviamente, un consumo sporadico è consentito e, quindi, questi alimenti possono essere parte di un'occasione speciale o di una merenda occasionale, ma quando diventano una parte regolare della dieta di un bambino, possono contribuire all'infiammazione cronica e a seri problemi di salute a lungo termine. Per far sì che i bambini adottino una dieta antinfiammatoria in modo entusiasta, ecco alcune opzioni di cibi sani che possono conquistare il loro palato:

1. *Frutta fresca*: fragole, mele, banane e kiwi sono spesso apprezzati dai bambini. Aggiungi un tocco di crema di arachidi o yogurt per renderli ancora più allettanti. Si può aggiungere anche una spruzzata di miele o cannella per dare un tocco di dolcezza. Si possono anche gustare con eritritolo o stevia.

2. *Verdure croccanti*: carote baby, cetrioli e peperoni sono gustosi quando accompagnati da un immerso di hummus o una salsa a base di yogurt e erbe.

3. *Smoothie nutrienti*[2]: preparate smoothie con frutta fresca, verdure come spinaci o cavolo riccio e yogurt greco. I bambini potranno persino aiutarvi a mescolarli. Ad esempio io adoro lo Smoothie all'arancia e banana: mescolate arancia fresca, banana e uno yogurt naturale. Possiamo anche aggiungere un po' di miele per dolcificare, se necessario, o il solito eritritolo.

4. *Mini panini*: create mini panini con pane integrale, affettati magri (tipo tacchino), formaggio e lattuga. I bambini adorano comporre i loro panini.

5. *Porridge di avena*: una colazione a base di avena cotta con mirtilli, banane o mele è un modo sano e delizioso per iniziare la giornata.

6. *Ciotole di avena al cioccolato*: preparate una ciotola di avena con latte o yogurt e aggiungete pezzetti di cioccolato fondente e frutta a piacere. È una merenda che sembra un dessert ma è nutritiva.

7. *Mini pizza con base di melanzane*: usate fette di melanzane come base per delle mini pizze (rigorosamente fatte in casa). Aggiungete un po' di salsa di pomodoro, formaggio, e le verdure preferite dei bambini. Cuocete in forno fino a quando il formaggio si scioglie.

8. *Muffin integrali alle mele e cannella*: preparate dei muffin integrali con cubetti di mele e un pizzico di cannella. Sono una merenda perfetta per i bambini, senza eccesso di zuccheri.

9. *Spiedini di frutta*: Preparate spiedini alternando pezzi di frutta come fragole, ananas e uva. Sono colorati, divertenti da mangiare e ricchi di vitamine.

---

2 bevande a base di frutta e/o verdura

Ricorda di adattare queste merende alle preferenze dei bambini e di incoraggiare l'interazione con la preparazione, rendendola un'esperienza divertente. Queste merendine sono una scelta più salutare rispetto alle merendine confezionate e possono contribuire a promuovere uno stile di vita più sano per i più piccoli.

Conclusioni

In conclusione, il percorso verso una vita senza infiammazione inizia con la consapevolezza e si sviluppa attraverso scelte alimentari oculate e stili di vita equilibrati. Non dimentichiamo che la chiave per una vita sana risiede in una dieta basata su alimenti naturali, freschi e non processati, unita a una moderazione nelle porzioni.

In questo libro, abbiamo esplorato come adottare una dieta antinfiammatoria possa rappresentare un passo importante verso il benessere complessivo. Ma ricordate: non si tratta di una soluzione isolata, bensì di un elemento di un puzzle più ampio che include anche l'attività fisica, la gestione dello stress e un ambiente sano.

Concludo il nostro viaggio, sposando in toto il pensiero del dottor Joel Fuhrman, noto medico e autore di bestseller: secondo quest'esperto, scegliere un'alimentazione ricca di nutrienti è il segreto per rallentare l'invecchiamento e prevenire molte malattie gravi, tra cui il diabete. Questo tipo di dieta risveglia la capacità di autoguarigione e autoregolazione del corpo, migliorando la salute generale. I cibi giusti sono quelli naturali provenienti dalla terra e non da fabbriche o macelli. Dovrebbero essere facili da preparare e gustosi. Un'opzione vincente è un menu basato su verdure a foglia verde, frutti di bosco, legumi, funghi, cipolle, semi e altri alimenti naturali. La chiave per il peso forma e la salute ottimale sta nella qualità della dieta, concentrata sui micronutrienti.

I micronutrienti, come vitamine e minerali, insieme a fitochimici naturali (come caretonoidi, glucosinati, curcumina, resveratrolo e piperina) sono essenziali per eliminare le tossine, riparare il corpo e mantenere le funzioni fisiologiche. Il segreto per una salute vera e duratura non è il conteggio delle calorie, ma piuttosto una dieta di alta qualità, ricca di alimenti con una vasta gamma di micronutrienti. Questi sostengono il nostro benessere e la giovinezza. Addirittura il Dott. Dimitris Tsoukalas, fondatore della Medicina Metabolomica, direttore della Metabolomic Medicine Switzerland e anche Presidente dell'Istituto Europeo di Medicina nutrizionale, ha la convinzione che il cibo sia il segreto del vivere a lungo e bene, tanto che ha scritto un libro dal titolo *"Come vivere 150 anni in salute"* edito dalla Tg Book.

Forza allora! Impegniamoci a prendere decisioni quotidiane che ci avvicinino a una vita priva di infiammazione, in cui la salute fisica e mentale prosperi. Attraverso la conoscenza e la pratica, possiamo forgiare un futuro di benessere, vitalità e gioia.

Vi auguro un futuro radiante e senza infiammazione.

Ad maiora semper.

Franco Barbieri